GOLO WILLAND

# FREISPRUCH
## FÜR DIE KOHLEN-
## HYDRATE

*Warum die Energiespender
überlebenswichtig sind*

# INHALT

# EINFÜHRUNG

Brechen wir ein Stück frisch gebackenes Brot, strömt uns seine Verführungskraft entgegen. Eine Sehnsucht trifft hier auf das Versprechen nach Erfüllung.

Die Tradition des Brotbrechens ist im Nahen Osten, wo der Getreideanbau seinen Anfang nahm, weit älter als die abrahamitischen Religionen. Hierbei wird geteilt, was die Gemeinschaft am Leben hält. Es ist die Grundlage für die Selbsterhaltung, die nun jedem zuteilwird. Nichts anderem widmeten Kulturen so viel Aufmerksamkeit und Mühsal wie dem Getreide: dem Anbau und der Ernte wie auch der intensiven Verarbeitung und Zubereitung.

Diese Aufgabe stiftete Gemeinschaft, Zusammengehörigkeitsgefühl und sogar Lebenssinn. Die Laoten verstehen sich bis heute als Kinder vom klebrigen Reis. Reisanbau mit dem dafür notwendigen Bewässerungssystem erzwingt nicht nur schier endlose Stunden im Feld, sondern auch Kooperation. Die Klebrigkeit des Reises symbolisiert den gesellschaftlichen Zusammenhalt.

Kohlenhydratreiche Naturgeschenke verbanden die Menschen besonders eng mit ihrer Umwelt. Sie mussten die Natur »lesen lernen«, um zu ihren täglichen Portionen Brot, Reis, Hafer- oder Hirsebrei zu kommen. Die Pflanzen kennen, ihre Reife wahrnehmen, die Jahreszeiten bestimmen, Wetterveränderungen erahnen. Nur so konnten Gemeinschaften gut wachsen und gedeihen.

Mit einem Stück Brot in der Hand verbinden wir uns also mit unserer Urgeschichte. Hier liegt die über Jahrtausende entwickelte Antwort auf die Herausforderung, den Hunger der Menschen zu stillen.

Doch Getreidekörner, eigentlich hochgezüchtete Grassamen, sind noch lange keine Nahrung für den Menschen. Zu der werden sie erst durch Verarbeitung und Zubereitung. Frisch geerntet sind sie wenig nahrhaft und sogar gespickt mit Stoffen, die eine gesunde Verdauung stören. So wurden Carb-Verarbeitungsverfahren zum schlagenden Herz der menschlichen Kulturen.

Die Lebensmittelhistorikerin Rachel Laudan schreibt: »Rund um die Welt waren die Getreideküchen von einer ähnlichen kulinarischen Philosophie legitimiert, mit drei Grundannahmen. Ein Opfer-Tauschhandel zwischen den Göttern, die das Getreide gaben und das Kochen lehrten, sowie den Menschen, die den Göttern dafür Opfer (Essen) darbringen mussten.«

Damit war kulturübergreifend nicht nur das Getreide heilig, sondern auch die den einzelnen Sorten und Arten spezifischen Koch- und Verarbeitungstechniken. Allzu gerne hätten andernfalls viele Menschen mit dem Gedanken gespielt, sich die aus heutiger Sicht unvorstellbare Mühsal der Verarbeitung zu sparen, Stampfer und Reibstein in den nächsten Bach zu werfen – und den Kochtopf vielleicht noch hinterher. Doch da hier am Heiligen gedient und gearbeitet wurde, gab es kein Entrinnen.

Das wandelte sich erst mit der industriellen Verarbeitung von Nahrungsmitteln. Plötzlich zählte das tradierte Wissen nicht mehr. Wer an alten Techniken festhalten wollte, lief Gefahr, belächelt zu werden. Mit dem Aufstieg der Wissenschaft, dem Glauben an diese, waren die alten Götzen gestürzt. Die Errungenschaften des technischen Fortschritts waren nun das, wozu man aufschaute. So entstand eine Lebensmittelindustrie, die ihre Produkte auf kostengünstig und bequem trimmte, die Frischeprodukte durch länger konservierbare Produktversionen ersetzte.

Angesichts der vielen mühseligen Stunden am Tag in der Getreideverarbeitung fiel der Widerstand gegen die Verlockung des Fortschritts schwer. Wir können uns heute kaum vorstellen, welche Erleichterung es darstellte, das Mehl oder die Grütze nun im Laden zu günstigem Preis aus dem Regal nehmen zu können.

Aber hier wurden nicht traditionelle Verarbeitungstechniken von Maschinen übernommen, die den Menschen all die Kraft und die viele Zeit einsparten. Es passierte viel mehr: Die Getreide wurden grundlegend anders verarbeitet und die Endprodukte unterschieden sich oft deutlich von den in Handarbeit oder auch mit Wind-, Wasser- oder Ochsenkraft hergestellten Produkten.

Die Menschen vergaßen das zweite göttliche Geschenk – die Kochtechniken – zu ehren. Bestärkt von dem Glauben in der Wissenschaft, Wesentliches über die Nahrung bereits verstanden zu haben, konnte die Lebensmittelindustrie weiter selbstgewiss vorgehen und ihren Eroberungszug um den Globus fortsetzen.

In direkter Folge der modernen Getreideverarbeitung erkrankten in Asien, aber auch den Südstaaten der USA Millionen von Menschen, Hunderttausende starben. In anderen Teilen der Welt sorgte zunehmender Wohlstand stattdessen dafür, dass Menschen sich eine abwechslungsreiche Ernährung leisten konnten und so die Nährstoffverluste der verarmten Getreideprodukte zumindest teilweise ausgleichen konnten.

Von Anfang an begleitete heftige Kritik die Weißmehlkonserve, die nun das traditionell als Frischeprodukt verstandene Mehl ablöste. Bald wurden Vorwürfe laut, die bis heute anhalten – etwa dass Weißmehl die Entstehung von Zivilisationskrankheiten wie Diabetes begünstigt. Nun sind aber zeitnahe Folgen für die Gesundheit viel leichter nachweisbar als solche, die sich wie Diabetes über Jahrzehnte entwickeln. So war es lange Zeit leicht, Kritik an diesem »Fortschritt« als Spleen der entstehenden Naturkost- und Naturheilkundebewegung abzutun.

Doch es geht um weit mehr als um verlorene Vitamine, die dem Glauben nach anderweitig ergänzt werden können. Denn das ist nur ein Teil dessen, was sich durch die moderne Verarbeitung und Zubereitung an unserem Grundnahrungsmittel verändert hat. Viele Aspekte finden bis heute kaum Beachtung – wie etwa der verschlechterte Aufschluss, die Bioverfügbarkeit der Inhaltsstoffe oder der Abbau von natürlicherweise enthaltenen Verdauungshemmern.

Mit unseren Carbs stimmt heute vieles nicht. Beim Superraffinat der Industrie, dem Haushaltszucker, ist das am offensichtlichsten und schon vielfach besprochen. Was wenigen bewusst ist: Brot ist heute etwas ganz anderes als vor 200 Jahren. Das gilt auch für Reis, für Pasta und für Brei erst recht.

Wir haben den jahrtausendealten gemeinsamen Pfad der Koevolution aus der Zucht von Getreide, der sich verfeinernden Verarbeitung und unserer längst daran angepassten Biologie verlassen.

So mancher von uns schmeckt und spürt, dass mit den Carbs heute etwas nicht stimmt. Unser Grundnahrungsmittel ist nicht mehr so, wie wir es eigentlich erwarten und kennen. Hätten wir keine instinktive biologische Ahnung von Carbs, dann hätten wir diese menschentypische Nahrung nie wirklich für uns erschließen können und wir wären nicht geworden, was wir heute sind. Während die feinen Störsignale auf der Zunge noch im Alltag untergehen können, machen sich bei immer mehr Menschen die nunmehr sperrigen Carbs mit Bauchgrimmen bemerkbar.

Leider hat auch die Gegenbewegung, die gegen die Weißmehlkonserve antrat, nicht zum Doppelgeschenk der Götter an die Menschen zurückgefunden. Vollkorn und Müsli sind ebenfalls Neuerungen, auch wenn ihnen der Ruf anhaftet, retro zu sein. Doch sie sind kein Zurück zur vorindustriellen Nahrung. Auch mit diesen Carbs stimmt etwas nicht, wie Zunge und Bauch oft deutlich bekunden.

Als wären zwei Gegner nicht genug für die himmlische Gabe, tauchte noch ein dritter auf, der leider großen Einfluss entwickelte. Auch wenn sich die dominierende Empfehlung gegen Übergewicht, nämlich Kalorienreduzierung, nicht direkt gegen die Carbs wendet – oder diese sogar dem Fett vorzieht –, trägt dies zu einem weiteren Bedeutungsverlust bei. Letztlich gilt auch für diesen »Energieträger« die Denunziation als Kalorienlieferant, den man angeblich gemäß der einfachen Formel der Kalorienbilanz verknappen oder sich sogar eine Weile ganz verkneifen sollte. Was früher den Hunger stillte und zu Recht als Grundlage für unser Wohlbefinden galt, wird nun als grundsätzliches Problem behandelt.

Die Berechnung des Energiewerts und die Reduktion auf diesen führte zu einer Degradierung unserer Grundnahrungsmittel. Aus einer göttlichen Gabe ist nunmehr eine Beilage geworden, deren hoher Brennwert selbst mit zugleich enthaltenen Vitaminen und Ballaststoffen kaum noch zu entschuldigen ist.

## KLASSISCHE CARBS SIND DIE LEBENSENERGIE DES GEHIRNS

Leidtragende Nummer eins dieser Herabstufung der Carbs in Ansehen und Verarbeitung ist unser Gehirn. Das so empfindliche Organ kommt nun ständig zu kurz. Das besonders große Gehirn des Menschen bestreitet seinen enormen Energiebedarf fast ausschließlich mit Glucose. Brot, Nudeln, Kartoffeln und Reis sind mit ihrer reichlich enthaltenen Stärke die wichtigsten und – wenn richtig verarbeitet – gesündesten Lieferanten von Glucose. Stärke besteht zu 100 Prozent aus diesem Traubenzucker, der darin zu Ketten oder komplexen Gebilden zusammengeschweißt ist. Hingegen ist die Glucose in Haushaltszucker nur zur Hälfte vertreten, gepaart mit der fürs Gehirn nutzlosen Fructose.

So wie die Entwicklung und auch das Leben der Menschen über Jahrtausende noch um die Getreide, um ihren Anbau und ihre

Verarbeitung kreise, so sind auch im menschlichen Organismus die Carbs das Schwerkraftzentrum, das alles in seinem Bann hält. Denn obwohl es in den heutigen Zeiten des Nahrungsüberflusses kaum vorstellbar ist und es nach der Einfachformel von der Kalorienbilanz auch nicht mehr denkbar ist, bleibt es eine große Herausforderung, das Gehirn ausreichend mit seiner Energie zu versorgen. Unser heutiger Dauerstress erhöht den Bedarf, den wir wiederum mit den heutigen Carbs noch schwerer decken können. In uns ist ein biologischer Engpass eingebaut, der in herausfordernden Zeiten bald zu eng ist, um genug von der jetzt gebrauchten Lebensenergie hindurchzulassen. Die größte Katastrophe für unseren Organismus ist es, wenn das Gehirn mit seinen empfindlichen Nervenzellen nicht genug Energie und Sauerstoff bekommt.

Doch die Einfachformel von der Kalorienbilanz lässt einen wichtigen Faktor vollkommen außen vor: die Unterzuckerung. Ein niedriger Blutzuckerspiegel ist demnach kein echtes Problem, gerade wenn noch Kalorienreserven am Bauch auf ihre herbeigesehnte Verbrennung warten. Das Aufreißen der Kühlschranktür allen guten Vorsätzen zum Trotz ist so betrachtet kein Hilfeschrei des Gehirns. Es gilt als gierig, wenn wir nicht schon nach dem ersten Riegel Schokolade genug haben, sondern erst nach der halben Tafel aufhören können. Gemäß der Einfachformel von der Kalorienbilanz können wir mit Willensstärke nach einer Diät unser neues Gewicht halten. Doch obwohl Wille und vor allem Leidensdruck mehr als groß genug sind, belegen Studien, dass dies bei den allermeisten Menschen nicht nachhaltig funktioniert.

Wenn wir hingegen den biologischen Flaschenhals erkennen, der durch den enormen Größenzuwachs des menschlichen Gehirns entstanden ist, und den damit vervielfachten Glucosebedarf, dann eröffnet sich ein völlig neues Verständnis von unserer Nahrung, unserem so engen Verhältnis zu Getreide und Brot, traditionellen Techniken der Verarbeitung und Zubereitung von

Carbs, unserem manchmal verstörenden Ernährungsverhalten wie auch unserer Biologie.

Mit Energie en masse oder gar Zucker allein ist dieser biologische Engpass nicht zu überwinden. Auf diese Strategie wird oft instinktiv zurückgegriffen, weil vorher bei den Carbs die Qualität nicht stimmte, eine gesunde und volle Verwertung der Getreideenergie nicht möglich war.

Welch ungesunde Dynamik dadurch angestoßen wird, belegt eine aktuelle groß angelegte Studie. Teilnehmer, deren Blutzuckerspiegel im Vergleich zwischen den Mahlzeiten am tiefsten fiel, hatten größeren Hunger und verzehrten 312 Kalorien mehr am Tag. Aufs Jahr hochgerechnet könnten so 100.000 Kalorien extra konsumiert werden. Die Schlüsselrolle des Blutzuckerverlaufs beim Essverhalten ist damit eindrucksvoll belegt.

Der Organismus versucht, was an Klasse fehlt, durch Masse zu ersetzen. Dabei werden die Bedürfnisse des Gehirns allenfalls phasenweise gestillt. Viel nicht nutzbare Energie aus der Nahrung wird dabei dauerhaft im Fettgewebe eingelagert. Wir sollten uns also unbedingt näher anschauen, wie Getreide verarbeitet und zubereitet werden sollte, damit der Blutzuckerspiegel stabiler wird und wir an unserem biologischen Engpass nicht in Schwierigkeiten kommen.

## NEUE STUDIEN WIDERLEGEN LOW CARB

Nach dem Aufstieg der industriellen Nahrungsmittelverarbeitung mit ihrer Weißmehlkonserve und dem blank geschmirgelten Reis, der Gegenbewegung, der jeglicher kultureller Eingriff am vollen Korn suspekt ist, und der pauschalierten Kalorienkritik trat noch eine vierte Bewegung auf, die das göttliche Doppelgeschenk aus Carbs und deren Verarbeitungsmethoden radikal infrage stellte. Unter der englischsprachigen Kurzformel

»Low Carb« (wenig Kohlenhydrate) versammelten sich zahlreiche Ansätze, die in den Carbs an sich das eigentliche Problem zu erkennen glaubten. Schließlich lassen Brot, Nudeln, Reis und Kartoffeln den Blutzucker hochschnellen. Um diesen auf ein gesundheitlich verträgliches Niveau zu bekommen, muss reichlich Insulin ausgeschüttet werden. Das Hormon der Bauchspeicheldrüse wandelt Glucose in Fett und setzt dieses dann in den für die Aufbewahrung zuständigen Zellen dauerhaft fest. Übergewicht, Diabetes und andere Folgeerkrankungen entstünden so – angefacht von Brot & Co. Die gesundheitliche Misere begann demnach mit dem Ackerbau, als die steinzeitlichen Jäger statt Mammutbraten nun Getreide zu ihrem Grundnahrungsmittel erkoren. An umfänglichen Verzehr von Grassamen seien Menschen jedoch nicht angepasst. Die Steinzeitdiät, die oft unter »Paläo« firmiert, versucht die vermutete Ernährungsweise aus jener Zeit heute zu praktizieren. Die propagierten Vorstellungen von der Kost unserer fernen Vorfahren in der Altsteinzeit, dem Paläolithikum, sehen oftmals vor, dass nur wenig kohlenhydratreiche Nahrungsmittel verzehrt werden, etwa Knollen oder Beeren in Maßen, während Getreide meist tabu ist. Andere Low-Carb-Philosophien sind noch deutlich strenger, gerade »Keto«.

Doch 2021 müsste eigentlich als das Jahr in die Geschichte eingehen, in dem diese Vorstellungen von einer Low-Carb-Ernährung des Menschen als jagender und sammelnder Homo sapiens verworfen wurden. In der führenden Wissenschaftszeitschrift *Nature* erschien ein Artikel, der auf Basis zahlreicher Forschungen einen umfänglichen Kohlenhydratkonsum schon lange vor dem Ackerbau belegt – anders als Low-Carb-Befürworter oft behaupten. Im *Nature*-Artikel von Andrew Curry steht, die aufgeführten Studienergebnisse würden die Idee »zerstören«, dass sich die frühen Menschen vor allem von Fleisch ernährt haben. Stattdessen aßen sie schon lange vorher Getreidebrei und noch viel länger stärkereiche Knollen.

Etwas länger ist schon nachgewiesen, dass der moderne Mensch, Homo sapiens, schon von Beginn an mit einer Vervielfachung von Amylasegenen für seinen Speichel ausgestattet war, vielleicht sogar schon sein direkter Vorgänger. Dieser Umstand ergibt erst Sinn, wenn umfänglich gekochte Stärke verzehrt und gründlich gekaut wurde. Denn die vielfache Menge des Verdauungsenzyms kann schon im Mund viel Stärke in Zucker umwandeln. Studien haben nun gezeigt, dass steigender Stärkekonsum eng mit der Zunahme der Genkopien verbunden ist. Des Weiteren gibt es aktuell etliche Belege für urmenschlichen Carbkonsum, wie etwa die einer feurigen Carbzubereitung schon vor 170.000 Jahren.

Damit sind nun die Low-Carb-Befürworter in der Bringschuld, die Unbedenklichkeit ihrer neu entwickelten Ernährungsweise bei längerer Anwendung nachzuweisen. Doch auch in diesem Bereich musste Low Carb jüngst schwere Rückschläge durch langjährige Studien einstecken. Ein Beispiel: 50-jährige Teilnehmer, die weniger als 30 Prozent ihrer Nahrungsenergie aus Carbs bezogen, hatten im Durchschnitt vier Lebensjahre weniger noch vor sich. Weitere Studien bestätigen die deutlich erhöhten Risiken einer drastischen Reduktion von Carbs. Als gesunde Ernährungsempfehlung für die Allgemeinheit kommt Low Carb damit nicht mehr infrage. Diese Studien verwerfen Low Carb aber nicht als vorübergehende Diät oder als Ernährung bei bestimmten Krankheiten, gerade Diabetes. Die Frage müsste für sich untersucht werden – soll aber nicht Gegenstand dieses Buchs sein.

Dieses für eine Ernährungsweise ungewöhnlich deutlich schlechtere Abschneiden einer Low-Carb-Ernährungsweise ist umso verwunderlicher, wenn man bedenkt, wie ungesund viele Carbs heute sind. Selbst mit den schlechtesten Carbs im Proviant ergeht es einem immer noch besser als mit einer Carbknauserei. Die Studien unterstreichen somit, wie wichtig kohlenhydratreiche Nahrungsmittel für unsere Gesundheit sind.

## SUPERTREIBSTOFF GLYCOGEN FÜR LERNEN, VERJÜNGUNG UND ABNEHMEN

Es gibt noch weitere neue Erkenntnisse aus der Wissenschaft, die die Schlüsselrolle von Kohlenhydraten für unsere Gesundheit und unser Wohlbefinden verdeutlichen. Besonders spannend sind die rund um Glycogen, das sich Studie um Studie als Superkraft im Stoffwechsel herauskristallisiert und das bis vor Kurzem noch lediglich als Speicherform von Glucose angesehen wurde.

Glycogen ist wie ein Raketentreibstoff für höhere Aufgaben. Wenn genug von ihm vorhanden ist, wechselt das Bioprogramm. Aus einer eben noch sparsam kalkulierenden Zelle wird ein üppig florierendes Biotop. Glycogen ist nicht nur Treibstoff für den höheren Energiezustand, sondern auch Bioindikator für eine gute Energieversorgung.

Ohne Glycogen findet so manch höhere Aufgabe nicht oder nur eingeschränkt statt. Sie wird in Hoffnung auf zukünftig bessere Zeiten mit mehr Glycofülle auf die lange Bank geschoben. Da geht es um höhere Hirnfunktionen, ums Lernen, Verinnerlichen und das episodische Gedächtnis. Da geht es um die verjüngende Zellteilung, Vermehrung und Fitness von Abwehrzellen wie auch die Erneuerung der Darmschleimhaut. All diese positiven Effekte des Glycogens werden durch eine großzügige Carbversorgung sichergestellt – denn damit der Raketentreibstoff richtig zündet, braucht es mehr als eine gerade so ausreichende Betriebsenergie im zentralen Nervensystem.

Glycogen hat außerdem entscheidende Mitsprache bei der Fettverbrennung im braunen Fettgewebe. Zudem steuert der Blutzucker Ernährungsverhalten und Kalorienverzehr. Carbs sind somit zentral an unserer Gewichtsregulation beteiligt.

Zusätzlich gibt es noch eine bisher unbekannte Welt, deren Erforschung noch ganz am Anfang steht: das Glycom. Glucose und andere Zucker als Bau und Funktionsstoffe. Eine teils märchenhaft erscheinende Stoffwelt, die aber auch viel mit der harten Biorealität zu tun hat, etwa als Stützgerüst von Knorpeln, Bildner von Gelenkschmiere, schützendem Schleimfilm in Atemwegen und Verdauungstrakt sowie als elastischer Stretch in der Haut. Auch hier zeigt sich wieder: Wir brauchen Carbs auch jenseits von ihrem Brennwert!

## DER WEG ZU GESUNDEN CARBS

Es gibt also allen Grund, eine reiche Kohlenhydratversorgung sicherzustellen. Doch das ist mit unserer heutigen Einstellung gegenüber den Carbs und deren heutiger Verarbeitung schwierig.

Mangelnde Qualität kann nicht einfach durch Quantität ausgeglichen werden, Nahrung muss man im Körper auch gut verdauen und nutzen können, gut verstoffwechseln können. Was wir bräuchten, wäre eine Rückkehr zu den Carb-Grundnahrungsmitteln, so wie sie vor 200 Jahren bei uns noch waren, bevor die Industrie ihre Produktion vereinnahmte.

Viele Menschen spüren, dass heute etwas mit den Carbs nicht stimmt. Das beflügelt auch den Trend, Brot wieder selbst zu backen, vielleicht auch selbst das Getreide dafür in einer Haushaltsmühle zu mahlen. Doch auch dabei wird oft Wesentliches übersehen oder ist schlicht unbekannt. Die Geschichte von dem Korn und dem, was wir durch seine moderne Verarbeitung verloren haben, geht noch viel tiefer.

Viele Erkenntnisse dazu hat eine österreichische Forscherin noch Mitte des vergangenen Jahrhunderts in entlegenen Bergregionen entdecken und retten können. Leider hat dieser Wissensschatz bisher wenig Beachtung gefunden. Wichtig wäre, noch möglichst viel von dem weltweit schwindenden Wissen zur traditionellen Getreideverarbeitung zu bergen, das sich in so manch abgeschiedenem Ort noch in die Gegenwart gerettet hat. In Studien zur traditionellen Getreideverarbeitung wurde und wird oft nicht genug auf die entscheidenden Details geachtet, die heute ein Nachmachen ermöglichen würden. Vertiefte Erkenntnisse um die traditionelle Getreideverarbeitung sollten Anstoß dafür sein, die meist damit verbundene Mühsal nun originalgetreu von Geräten übernehmen zu lassen.

Allerdings kann sehr viel schon aus eigener Hand getan werden, um Carbs wieder gesünder zu machen. Dabei gibt es einfache und schnelle Wege, beispielsweise das Meiden von Problemcarbs. Manchmal braucht es aber auch ein wenig Übung und Kochhandwerk. Dieses Buch soll Ihnen zeigen, worauf es dabei wirklich ankommt.

Auf diesem Weg haben Sie einen guten Verbündeten. Sie müssen nur gut auf ihn hören: Ihren Körper, der gut über Carbs Bescheid weiß. Sein – biologisch gesehen und ein wenig zugespitzt – Ein und Alles muss er schließlich kennen, vor allem erkennen können. Die Zunge kann beispielsweise herausschmecken, wie gut verdaubar die Stärke ist. Sie reagiert auch ungehalten, wenn Carbs mit dabei sind, die sich vermutlich bald negativ im Bauch bemerkbar machen.

Früher war dieses Biomonitoring voll in Kraft. Schließlich haben Bauern seit Ewigkeiten einen Großteil ihrer Ernte selbst verzehrt. Was sie produzierten, stand unter permanenter eigener Feedbackkontrolle. Alles musste von Zunge und Bauch geprüft und für gut befunden werden. Aus der oft knappen Ernte musste das Beste herausgeholt werden. Lieferte eine Getreidespeise nicht mehr gute Kraft, zeigte sich das spätestens bei der harten Arbeit auf dem Feld. In der heutigen stark arbeitsteiligen Wirtschaft kaufen Bauern ihr Essen meist im Supermarkt. Die menschliche Biologie hat somit an Mitsprache verloren. Viele Entscheidungen über Verarbeitung und auch Sortenauswahl werden nun von der Industrie getroffen. Doch glücklicherweise schlummert in jedem von uns immer noch dieser Experte dafür, ob das jeweilige Getreidemahl, die Hauptnahrung des Menschen, gut gelungen ist.

Wenn das der Fall ist, werden wir anschließend reich belohnt – ein bestärkendes Biofeedback wird ausgelöst. Das Gehirn bildet mehr Serotonin, schließlich sollen wir die Mahlzeit gut in Erinnerung behalten und mit gebührendem Abstand gerne wiederholen. Das wird noch weiter dadurch verstärkt, dass nun mehr Glucose, die von Pflanzen eingefangene Sonnenenergie, unseren Organismus nährt. Schließlich ist sie auch Seelenenergiestoff, ihre Aufs und Abs in uns sind eng mit unserem Befinden und unserem Sein verbunden.

Der Weg zurück zu den traditionellen Carbs bringt einen enormen Gewinn für die Gesundheit. Aber die Bereicherung beginnt schon gleich beim Essen: Sie schmecken besser – und beflügeln uns. Lassen Sie uns nun gemeinsam das Hauptnahrungsmittel des Menschen wiederentdecken.

# CARBEVOLUTION: WIE WIR WURDEN, WAS WIR HEUTE SIND

Sie waren da, von Anbeginn. Sogar schon halbe Ewigkeiten, bevor die ersten menschlichen Vorfahren anfingen, langsam anders auszusehen und sich anders zu verhalten als ihre nächsten, auf den Bäumen verbliebenen Verwandten, die Affen. Stärkedepots der Pflanzenwelt, die typischen verdichteten Kohlenhydrate, verbergen sich vielerorts. Hinter der Rinde so mancher Palme wartet etwas dieser pflanzlichen Speicherform von Sonnenenergie. Auch Samen erhalten von der Mutterpflanze meist eine kräftige Portion davon mit auf den Weg ins Leben, beispielsweise in Wildgetreide und in Bohnen. Manchmal konnte unseren Vorfahren die Stärke sogar von oben auf den Kopf fallen, etwa in Form einer Baobabfrucht, wenn sie unterm Affenbrotbaum durchschlenderten. Manche Frucht ist eine passable Stärkequelle. Typischerweise locken Früchte jedoch mit Zucker, also einzelnen oder doppelten Zuckereinheiten, die eine süße Sensation auf der Zunge auslösen – im Gegensatz zur intakten Stärke.

Ein besonderes Stärkeangebot floriert jedoch unsichtbar unter der Erde. Hier verstecken viele Pflanzen Nährstoffdepots: Knollen, verdickte Wurzeln und Rhizome – Kartoffeln, Möhren und Ingwer sind heute beliebte Vertreter davon. Forscher sprechen auch von »Underground Storage Organs«, also unterirdischen Speicherorganen, kurz USOs. Diese dienen den Pflanzen in Notzeiten wie auch für Wachstumsschübe oder um neue Abkömmlinge zu bilden. Im Trockenanteil können die USOs zu

80 Prozent aus Stärke bestehen, also zu Ketten und Gittergebilden zusammengeschweißten Glucosemolekülen, Traubenzuckereinheiten.

---

## 10 WILDE TOPQUELLEN FÜR CARBS

◇ Baobab
◇ Sagopalme
◇ Maniok
◇ Taro (Rhizom)
◇ Wildgetreide
◇ Brotfrucht
◇ Erdmandel
◇ Wasserkastanie
◇ Eicheln
◇ Edelkastanien

---

Diese natürlichen Hochkonzentrate für Stärke, die USOs, sind aus mehreren Gründen für den werdenden Menschen interessant. Sie sind unter der Erde versteckt, was die Konkurrenz um die heimlichen Nährstoffschatzkästchen der Pflanzen vermindert. Es braucht schon einiges an botanischer Expertise, um aus der überirdischen Pflanzenpracht, etwa an der Beschaffenheit von Blättern, auf reichen Lohn unter der Erde zu schließen. Unbedarft losgraben oder gar planlos die Erde umackern – das wäre keine Option. Schließlich muss auch die Energiebilanz stimmen. Die Nahrung muss weit mehr Energie enthalten, als für ihre Beschaffung und anschließende Verdauung verbraucht wird. Die meisten Tierarten ahnen nichts von dieser reichen, aber eben oft gut versteckten Nährstoffquelle unter ihren Pfoten oder Hufen, sie müssen aus weit weniger gehaltvollen Blättern oder Grashalmen das Beste für sich herausholen. Selbst wenn sie es ahnten, fehlte ihnen oftmals die Fähigkeit, danach zu graben.

Der Mensch mit Händen und seinem Werkzeuggebrauch ist hier prädestiniert.

Aber auch einige Affenarten interessieren sich für die unterirdischen Nährstoffdepots, besonders Paviane. Schimpansen graben danach mit Stöcken. Einige Bärenarten können ihre Krallen und Verwandte der Hausschweine ihre mit festem Knorpel gestärkten Wühlnasen nicht von den USOs lassen. So sind Knollen und Rhizome zwar keine Exklusivnahrung, die von Natur aus nur auf den Menschen und seine Vorfahren unter der Erde warteten. Aber gerade für kleinere Menschengruppen, so also, wie unsere Vorfahren durch die Natur streiften, ruhte hier oft genug Vorrat unter der Erde.

USOs finden sich reichlich in tropischen Regionen, in denen die Menschheit ihren Ursprung nahm, aber auch in anderen Klimazonen. Ihre Integration in den Speiseplan ist aus noch einem weiteren Grund besonders attraktiv. Anders als etwa Früchte, die zwar verführerisch süß und bunt zum Festmahl einladen, warten die eher holzig und spröde anmutenden Knollen und Rhizome geduldig unter der Erde auf ihre Entdeckung. Sie sind nicht nur ein paar Tage reif, dann matschig und bald verschimmelt – wie die Früchte. Vielmehr sind sie oft sogar viele Monate Topnahrungsquelle, klinken sich teils aus dem Zyklus der Jahreszeiten aus, dem ständigen Werden und Vergehen über der Erde. Selbst wenn für so manches USO gerade keine gute Erntezeit ist, dann haben andere Pflanzenarten ihre unterirdischen Nährstofftresore prall gefüllt. Zudem lassen sich geerntete USOs oft über Monate in einem Häufchen Erde lagern, eben in ihrem natürlichen Zuhause. Wechselt man zwischen einigen Arten von USOs, hat man ein potenzielles »Grund«-Nahrungsmittel fürs ganze Jahr. Kein süßes Paradies mit zuckrigen Kirschen, aber ein Fundament, das reichlich Nährstoffe und Energie liefert, besonders fürs Gehirn – und vor Hungerperioden bewahren kann. Durch USOs kann auch Energie getankt werden, um andere hochwertige Nahrungsmittel zur Ergänzung zu jagen und zu sammeln. So entstand ausgerechnet auf der Erde für die einst hoch oben im Geäst Lebenden nun eine neue Lebenswelt, mit einer ertragreichen Stärkemine darunter.

Das Stärkeangebot der Natur war also stets vorhanden. Kohlenhydrate waren in großen Mengen zugänglich, sofern das botanische Wissen, Werkzeuge wie etwa Stöcke fürs Graben und die Bereitschaft, sich die Hände schmutzig zu machen, vorhanden waren. Anders als von vielen Low-Carb-Befürwortern behauptet, brauchte es also keinen Ackerbau, um regelmäßig große Mengen Kohlenhydrate zu verzehren. Carbs gab es für den Menschen und seine Vorfahren schon seit Ewigkeiten. Und das in Mengen, groß genug, um eine Sippe satt zu machen, lange vor der neolithischen, der jungsteinzeitlichen Revolution, die vor etwa 12.000 Jahren ihren Anfang nahm. Die Menschen mussten nicht erst sesshaft werden, um reichlich Kohlenhydrate spendende Pflanzen zu züchten und anzubauen. Die gab es schon vorher als Service der Natur.

Nur die Frage bleibt, ob die Menschengrüppchen von dem großzügigen Angebot der Natur auch beherzt Gebrauch machten, ob sie das oft faserige, runzelige Knollengewächs auch tagtäglich essen mochten. Oder war das Notnahrung, wenn gerade partout keine leckere Alternative zu finden war, wie manche Low-Carb-Befürworter behaupten? Demnach wären die USOs die Steckrüben des Paläolithikums gewesen, von denen man sich zu üppigeren Altsteinzeit-Zeiten bei Mammutsteak und Heidelbeermus am flackernden Lagerfeuer mit Schaudern erzählte.

Noch immer ist schwer – und wird es möglicherweise auch immer bleiben – mit Zuverlässigkeit zu bestimmen, wie sich unsere Vorfahren vor ein oder zwei Millionen Jahren ernährten, selbst die ersten Homo sapiens vor wohl 300.000 Jahren. Es braucht besonders günstige Umstände, damit ein Skelett, Kochwerkzeuge oder gar Nahrungsreste solch halbe Ewigkeiten überdauern. Was die Zeit nicht zerstört, schaffen vielleicht Bagger, Höhlentouristen auf Souvenirjagd – oder es wird schlichtweg nicht entdeckt.

Außerdem sind geeignete Rückzugsplätze oft schon zu Urzeiten immer wieder neu benutzt und bewohnt worden. Ein in der Höhle aufgefundener Stößel wird in einem neuen Zeitalter wiederverwendet, eine Stelle für ein Feuer erneut als geeignet befunden, ein Knochen zur Schmuckherstellung verwendet.

Zwei Umstände zinken zusätzlich die Ergebnisse:

Erstens sind Pflanzensamen und Blätter viel weniger zeitresistent als Tierknochen, in denen Biss- und Werkzeugspuren von Vormenschen eingeritzt sind. Beweise für Fleischkost überstehen die Zeit besser.

Zweitens ist der Nachweis von Stärkeverzehr besonders knifflig. Diese Speicherform der Glucose wird von den Pflanzen Schicht über Schicht in Miniaturkügelchen und Miniaturkieseln verpackt. Diese Aufbewahrung macht diese Energieglobuli zwar fit, um etliche Jahrtausende zu überdauern – sofern sie nicht nass werden. Das spricht für die Chance, noch Spuren von Stärke in Verarbeitungswerkzeugen oder im Zahnstein von Urmenschen zu finden, um so Erkenntnisse über den Kohlenhydratanteil in der Nahrung zu gewinnen. Doch da die Stärkekügelchen so fein und leicht wie Pollen sind, können sie auch durch die Luft schwirren. Die entdeckten Stärkespuren am Steinzeitstößel müssen also gar nicht beim Stampfen der Pflanzen freigesetzt worden sein, die »Infektion« mit dem laut Low Carb angeblichen Problemstoff in unserer Nahrung kann vielmehr Jahrtausende später über den Luftweg erfolgt sein.

## MENSCHLICHE ANATOMIE: WACHSENDES GEHIRNVOLUMEN BRAUCHT MEHR GLUCOSE

Besonders überzeugende Hinweise für eine lange schon carbreiche Ernährung kommen jedoch aus den anatomischen Veränderungen bis hin zum modernen Menschen. Gerade diese helfen, sich ein Bild von der wahrscheinlichen Urnahrung zu machen. Unstrittig ist, dass mit der enormen Zunahme an Gehirnvolumen auch der Bedarf an gehaltvollerer Nahrung und bestimmten Nährstoffen stark gestiegen ist. Während ein vor drei Millionen Jahren wohl schon meist aufrecht die Savanne nach Nahrung durchstreifender Australopithecus mit durchschnittlich 464 Kubikzentimetern Gehirnvolumen auskommen musste, konnte Homo erectus am Anfang seiner irdischen Laufbahn vor etwa 1,8 Millionen Jahren schon mit über 800 Kubikzentimetern durchstarten und über neue Strategien zur Nahrungsbeschaffung nachsinnen. Ein gefundener rund 200.000 Jahre alter Erectusschädel bot bereits Platz für über 1100 Kubikzentimeter Gehirn.

Beim modernen Menschen wird das gegenwärtige Durchschnittsvolumen mit rund 1350 oder 1450 Kubikzentimetern angegeben. Das sind gerade einmal zwei Prozent des Körpergewichts. Aber diese verbrauchen 20 bis 25 Prozent der zugeführten Energie.

Im Vergleich zum Schimpansen hat der moderne Mensch ein mehr als dreimal so großes Gehirn und nebenbei auch noch einen deutlich größeren Körper zu versorgen. Dabei sind Gehirne von Primaten wie Schimpansen und Menschen bereits biologische Luxusausgaben. In ihnen sind die Nervenzellen dicht gepackt. Im gleichen Quantum Hirnmasse arbeitet ein Vielfaches an Rechnerleistung. Die Neurowissenschaftlerin Suzana Herculano-Houzel hat nachgerechnet: Würde im menschlichen Gehirn genauso großzügig mit Platz umgegangen wie im Gehirn eines Nagetiers, etwa einer Maus, dann würde das menschliche Gehirn 36 Kilogramm wiegen müssen, um auf seine Zahl an Nervenzellen zu kommen. Der Energiebedarf eines Gehirns korreliert recht genau mit der Zahl der Nervenzellen. Um sich diesen Bioluxus an Dichte und Volumen leisten zu können, mussten fraglos neue Wege in der Energieversorgung gegangen werden.

Dann ist unser Gehirn auch noch wählerisch. Es verlangt eine bestimmte Energieform, eben die Glucose. Von den heute rund 200 Gramm, die wir am Tag davon aufnehmen, verbraucht das Gehirn schon zwei Drittel. Allein dieser laut Lehrbüchern bestehende Bedarf spricht deutlich für eine natürlicherweise eher kohlenhydratreiche Ernährung des Menschen, eben weil er sich ein Gehirn mit enormem Sonderbedarf leistet.

Typischerweise kommt für den Menschen ein Großteil der täglich verzehrten Kohlenhydrate aus stärkereichen Nahrungsmitteln wie Brot, Brei, Nudeln, Kartoffeln und Reis, einen kleineren Anteil bestreiten Zucker aus Früchten und Honig. Neuerdings übernimmt der zugesetzte raffinierte Zucker einen bedeutenderen Anteil am Kohlenhydratverzehr. Wir können zwar auch Glucose selbst bilden, kaum aus Fett, vor allem aus Eiweiß – doch der Körper drückt dort aus guten Gründen auf die Bremse.

Mit einer Ernährung basierend auf Früchten, wie sie viele unserer engsten Verwandten im Tierreich heute noch praktizieren, wäre eine solche Expansion an hochverdichtetem Gehirnvolumen nicht möglich gewesen. Für einen Schimpansen mit seinen knapp 400 Kubikzentimetern mögen Früchte noch bedeutsames Grundnahrungsmittel sein, bei einem Gehirnvolumen von 1400 – die auch noch intensiv genutzt werden – reicht diese Ernährungsgrundlage nicht mehr aus.

Um auf die täglich unter Normalbedingungen verbrauchten 130 Gramm Glucose fürs Gehirn zu kommen, müssten wir etwa 3,8 Kilogramm Äpfel am Tag essen oder knapp drei Kilogramm Aprikosen. Heutige! Denn bei diesen ist der Zuckergehalt hochgezüchtet. Von natürlichen Früchten, also jenen, die während der menschlichen Evolution zur Verfügung standen, müssten es dann oft noch deutlich mehr sein. Da Muskeln, Nieren, rote Blutzellen und Fortpflanzungsorgane auch noch Glucose benötigen, kämen noch weitere dicke Fruchtportionen obenauf. Wir sprächen von knapp sechs Kilogramm Zuchtäpfeln. Bis auf wenige Ausnahmen sind Früchte arm an Eiweiß und Fett. Deshalb müssten entsprechend noch daran gehaltvolle Nahrungsmittel zum täglichen Esspflichtvolumen hinzuaddiert werden. Abgesehen von den fraglos ungesunden Speisemengen, die kaum im Verdauungstrakt Platz fänden. Außerdem steckt in Früchten auch noch die problematische Schwester der Glucose, die Fructose, die in solchem Umfang übergewichtig und krank machen könnte. Dann ist da noch das bereits angeführte Verfügbarkeitsproblem: Früchte sind nur wenige Tage im Jahr reif, selbst in den Tropen findet sich nicht immer ein üppiges Angebot.

Blätter und Wildgemüse hätten noch viel weniger Treibstoff für die Gehirnexpansion sein können. Diese sind beim Kohlenhydratgehalt noch dürftiger aufgestellt. Mittels Fermentation von darin reichlich enthaltenen Ballaststoffen durch Bakterienkolonien im Verdauungstrakt kann zwar eine stattliche Figur aufgebaut werden, wie etwa Gorillas, aber auch Elefant und Büffel beweisen. Doch diese Bakterien produzieren eher Fette und Eiweiße, die teils in den Organismus aufgenommen werden können, während die Glucoseausbeute verhältnismäßig gering bleibt. Acht Stunden isst und kaut ein Gorilla täglich seine sperrige Nahrung, die nur schwer aufschließbar ist. Darin sind Energie und Nährstoffe nicht nur in geringer Konzentration enthalten, diese sind auch weit schwerer herauszulösen, um sie für den eigenen Stoffwechsel nutzbar zu machen. Mehr als ein halbes Kilogramm Gehirn kann sich der Gorilla mit seiner Nahrung bei aller Hingabe beim Essen und Kauen nicht leisten.

Auch Nüsse wären keine ideale Basis für den enormen Größenzuwachs des Gehirns gewesen. Ihre Nährstoffe liegen zwar hochkonzentriert vor. Doch Nüsse sind zumeist reich an Fetten und Eiweißen, die uns nicht bei der Energieversorgung des Gehirns helfen. Viele Nussarten sind sehr arm an Kohlenhydraten. Für den gesamten Tagesbedarf müssten über vier Kilogramm Haselnüsse täglich verspeist werden. Auch ein Volumen, das kaum zu schaffen ist. Außerdem könnten Nüsse mit oft zwei Dritteln Fettgehalt in solchen Mengen Durchfall auslösen.

Fraglos sind Früchte, Gemüse wie auch Nüsse wertvolle und wichtige Nahrungsbestandteile, die eine Ernährung vervollständigen. Doch als Treibstofflieferant für die Evolution einer Spezies, die alles auf die Gehirnkarte setzt, Körperkraft weitgehend durch Denkkraft ersetzt, kommen diese nicht infrage.

Während circa sechs bis sieben Kilogramm Wildfrüchte den durchschnittlichen Tagesbedarf an Glucose decken können, würde beispielsweise Maniok diese Aufgabe in einem Bruchteil der Menge bewältigen. Rund 700 Gramm von diesem knorrigen Erdprodukt würden ausreichen.

Möglicherweise machten die USOs auch erst die Expansion von Frühmenschen in andere Klimazonen denkbar, ganz ohne Ackerbau. Früchte hätten hierfür keinen bedeutenden Proviant liefern können, die bestenfalls in den Tropen ganzjährig zu finden waren, während USOs unterirdisch nahezu überall wuchsen.

## LIEBER GESCHICHTEN VON JAGD, LAGERFEUER UND GRILLBRATEN ALS VON KNOLLEN

Auch wenn so vieles für eine entscheidende Rolle von Stärkequellen, gerade USOs, bei der Gehirnvergrößerung spricht, fanden diese bis vor Kurzem wenig Beachtung in der Forschung. Viele Fachleute gingen davon aus, dass erst mit Zucht und Anbau von Getreidesamen vor 10.000 Jahren Kohlenhydrate zum Grundnahrungsmittel aufstiegen.

Als diejenige hochwertige Nahrung, die die Expansion in der Gehirngröße ermöglichte, galt lange Fleisch, das unsere Vorfahren nun in weit größeren Mengen jagen konnten. Mit Hetzjagd, dem unermüdlichen Nachstellen, mit Fallen, mit Speeren. Das Bild vom Urmenschen, der über dem Feuer seine Beute grillte, zusätzlich vielleicht noch ein wenig gesammelte Pflanzennahrung verzehrte, war eine Selbstverständlichkeit. Diese Vorstellung ist auch die Grundannahme vieler Paläo-Essphilosophien, die eine »Steinzeiternährung« empfehlen: viel Fleisch und wenig Carbs. Es ist ein auch von vielen Wissenschaftlern geteilter Mythos, der Low Carb als scheinbar natürlicher, artgerechter Ernährung viel Überzeugungskraft verlieh.

Ein Stück weit wurden die Forscher wohl auch durch das Kaloriendogma fehlgeleitet. Dieses wirft die energiespendenden Eiweiße, Fette und Kohlenhydrate alle in einen Topf. Der Energiegehalt wird einfach zusammengezählt, so als könne der Körper nach Belieben Fettkalorien aus Fleisch einfach in Kohlenhydratkalorien umwandeln. Der große und spezielle Energiebedarf des Gehirns kann mit Fleisch jedoch nicht gut gedeckt werden.

Fraglos ist eine Erzählung vom unfassbaren Mut, sich nur mit einem Speer mit selbst gehauener Steinspitze bewaffnet einem Wollmammut entgegenzustellen, weit glorioser als Geschichten vom staubigen Buddeln nach unterirdischen Knollen. Unbewusst hat hier vielleicht auch ein gewisser Mammutmachismo die Wahrnehmung einseitig auf einen Nahrungsbestandteil gelenkt und Fantasien von einer fleischlastigen Ernährung während der Steinzeit beflügelt. Dies passte dann auch zum Bild vom männlichen Ernährer der Familie.

Doch realiter trugen oft Frauen bei den Jäger- und Sammlervölkern in wärmeren Regionen die meisten Kalorien bei, eben durch Sammeln, vor allem von Carbs. Wobei der Begriff »Sammeln« einen verniedlichenden Beigeschmack hat. Sammeln insinuiert ein recht unbekümmertes Zusammentragen oder Pflücken der Naturgeschenke, was aber in der Realität oft stundenlanges staubiges Geschürfe nach den Knollen in der Erde war.

Interessanterweise sind es auch heute oft Forscherinnen, die wissenschaftliche Belege für die Rolle der Carbs in der menschlichen Ernährung und Evolution zusammentragen. Nun geht es aber nicht darum, die beiden gegeneinander auszuspielen, weder Männer gegen Frauen noch Fleisch gegen Knolle. Beide Nahrungsquellen leisten einen wichtigen, wenn nicht gar unersetzlichen Beitrag für die stetige Expansion des menschlichen Gehirnvolumens.

Fleisch liefert hochwertiges Eiweiß, besonders wichtig fürs Gehirn. Eine stete Versorgung mit den notwendigen Aminosäuren lässt die Proteinbiosynthese in den Nervenzellen des Gehirns so surren, dass Gedächtnis und Lernprozesse dort ungehindert arbeiten.

Vor allem aber liefert Fett von wilden Tieren eine Omega-3-Fettsäure, die für den Aufbau und die gesunde Funktion des Gehirns unersetzlich ist. Es ist die Docosahexaensäure, kurz DHA, bekanntere Quellen hierfür sind allerdings Fische wie Lachs und Hering. Nur wenig von der in pflanzlichen Nahrungsmitteln enthaltenen Omega-3-Alpha-Linolensäure wird im Körper zu DHA aufgebaut, möglicherweise nur ein Prozent. Hier wäre ein weiterer biologischer Flaschenhals, der zu passieren ist, wenn ein großes, gut funktionierendes Gehirn aufgebaut und reibungslos betrieben werden soll.

## UNAUFLÖSLICHES VERSPRECHEN: MEHR GEHIRN GEGEN CARBS UND FEUER

Vieles spricht dafür, dass Kohlenhydrate besonders eng mit der Evolutionsgeschichte des Menschen, der enormen Größenzunahme seines Gehirns, ja selbst dem Lauf der Geschichte über die letzten Jahrtausende, der Entwicklung von Zivilisationen verbunden sind – weit enger als Fleisch. Eine stärkereiche Ernährung ist eine für den Menschen typische Ernährung. Dies ist das Versprechen, mehr Carbs und deren bessere Zubereitung haben unseren Aufstieg erst möglich gemacht. Getreide, die Stars unter den Carbs, liefern auch heute noch weltweit rund 70 Prozent der Nahrungskalorien, obwohl sich immer mehr Menschen öfter Fleisch und andere tierische Produkte leisten könnten.

Es geht jedoch um mehr als die üppige Präsenz von Korn und Knolle in unserer Nahrung, um die Entwicklungsgeschichte des Menschen zu ermöglichen. Die Stärke musste immer besser aufgeschlossen werden, verdaulicher gemacht werden. Denn mit dem Ausbuddeln von Knollen ist es noch lange nicht getan. Die darin enthaltene Energie, die Glucose in Ketten und komplexen Gebilden, kann noch lange nicht als entsprechende Energietankfüllung fürs Gehirn gutgeschrieben werden. Die kleinen Stärkeglobuli, fit, um Jahrtausende zu überdauern, können sich auch im Verdauungstrakt als sehr beständig herausstellen.

Selbst das bemühteste Kauen verhindert nicht, dass ein bedeutender Teil der Stärke im Darm unverdaulich bleibt. Stampfen verbessert bereits, doch vorheriges Rösten, mehr noch Kochen verbessert den Wirkungsgrad enorm. Viel von der Stärke wird dabei mit Wasser verbunden, sodass anschließend die Verdauungsenzyme Angriffspunkte haben, um die Stärkegitter aufzusprengen, in ein Meer von Einzelzuckern, Glucoseeinheiten, die dann von der Darmschleimhaut aufgenommen werden können und im Blut als Zucker auftauchen.

Untersuchungen kommen zu recht unterschiedlichen Ergebnissen, wie viel Stärkeenergie das Kochen aus Nahrungsmitteln freisetzt. Doch bei einem sind sie sich einig: Der Gewinn ist enorm. So fand eine Studie von Cummings, dass sich die Glucoseausbeute von gekochten gegenüber rohen Kartoffeln verzwanzigfacht.

Bereits 2015 schrieb die Archäologin Karen Hardy eine bisher viel zu wenig beachtete wissenschaftliche Übersichtsarbeit, in der sie Belege für eine Schlüsselrolle der Kohlenhydrate für die menschliche Evolution überzeugend zusammenfasste. Hardy machte die zunehmend verbesserte Verarbeitung sowie die Nutzung von Feuer als wesentliche Entwicklung aus, mit der sich der Mensch überhaupt erst sein so großes Gehirn leisten konnte. Seitdem sind noch zwingendere Beweise dazugekommen, die reichlich Carbs und deren Zubereitung als die entscheidende Kraftquelle für die Evolution zum Homo sapiens bestimmen. Fraglos wäre es töricht, andere Faktoren auszublenden, aber das Kochen von Carbs war Schlüsselfaktor für das Fortschreiten dieses Prozesses.

Die mögliche Schlüsselrolle von USOs, aber vor allem vom Kochen hierbei betont seit Längerem der britische Anthropologe und Primatologe Richard Wrangham. Die Benutzung von Feuer für die Nahrungszubereitung ist typisch für die menschliche Art, unterscheidet ihn von allen anderen Arten und ist für den Menschen universell. Es ist keine Kultur bekannt, die nicht kocht. Auch Inuit benutzen Feuer zur Nahrungszubereitung. Im Widerspruch zu ihrem Ruf essen sie nur selten Fleisch in rohem Zustand. Beim Kochen ist der Mensch die Ausnahme, hohen Stärkekonsum teilt er nur mit wenigen Arten. Schon dies legt nahe, dass es genau diese Veränderungen in der Ernährung sind, die eine Menschwerdung mit dem enorm vergrößerten Gehirnvolumen erst möglich gemacht haben.

Wrangham kritisiert, dass dem Kochen und der Benutzung von Feuer oft wenig Bedeutung in den Theorien zur menschlichen Evolution zugebilligt wird. Dabei beschränkt sich die bessere Energie- und Nährstoffausbeute nicht nur auf Carbs, die Knollen und Körner. Das gilt auch für Fleisch, die Proteine werden nach einer Erhitzung besser verdaut. Und sogar an pflanzliche Fette kommt der Körper besser heran. Diese sind oft von einem Schutzwall aus Proteinen umgeben, der bei der hitzigen Zubereitung jedoch aufgebrochen wird.

Aufgrund der Vollwertphilosophie haftet Verarbeiten und Kochen heute jedoch der Ruf an, ein schlimmer Vitamin- und Nährwertkiller zu sein. Möglichst viel von unserer Nahrung sollte danach möglichst ganz roh oder nur minimal zubereitet verzehrt werden. Doch dieser Ansatz ist zu pauschal und widerspricht fundamental unserem Fortschritt während der Evolution. Und gerade bei den Carbs mit ihrer zentralen Bedeutung fürs Gehirn ist Kochen genial nährwerterhöhend.

Zu Recht erkannte die Vollwertbewegung, dass von einer übermäßigen Verarbeitung und dem Versuch, möglichst viele Nahrungsmittel in Dauerkonserven umzuwandeln, bedeutende Risiken für die Gesundheit ausgehen. Und die Problematik hat sich noch einmal dramatisch verschärft, seit die Industrie nicht nur die Vorverarbeitung, etwa das Mahlen, Schleifen und Sieben von Getreide, sondern auch das »Kochen« teilweise übernommen hat. Sogar so manche Restaurantküche ist heute weitgehend von sogenannten Convenienceprodukten gekapert, etwa Menükomponenten in Tüten zum Aufwärmen. Gerade die Carbs, beziehungsweise ihre Esser, sind unter der Maxime der Bequemlichkeit – Convenience bei der Zubereitung – die Leidtragenden.

Doch die gesunde Alternative zu dieser Industriekost ist nicht die minimale Verarbeitung, möglichst »naturbelassen«, sondern eine, die je nach Nahrungsmittel zubereitet. Bei Carbs ist das intensiver und verlangt einiges an Know-how und Können. Bei richtiger Zubereitung gehen meist gar nicht so viele Nährstoffe verloren. Vielmehr werden Stärke und Mineralien so erst wirklich aufgeschlossen. Zudem können teils im traditionellen Verarbeitungsprozess verloren gegangene Vitamine durch zart zubereitetes Gemüse und frisches Obst wieder ergänzt werden.

Wissenschaftliche Ergebnisse belegen: Traditionelle Küche und Kochkultur haben diese Aufgabe oft mit Bravour gelöst. Ohne Kenntnisse der Lebensmittelchemie und der Körperbiologie haben die Menschen mit diesem lebenswichtigen Kulturerbe Mahlzeiten bereitet, die sie erst biologisch erfolgreich machen.

Längst sind wir von dieser meisterhaften Vorverdauung in der Küche biologisch abhängig, insbesondere um genug Energie fürs Gehirn aufzuschließen. Erst Gekochtes macht Menschen wirklich satt.

Wrangham vermutet, dass für den Menschen das Kochen noch wichtiger ist als das Erschließen von Fleisch als Nahrungsquelle. Er verweist dabei auf eine Gießener Studie mit Teilnehmern, die einen hohen Anteil an rohen Nahrungsmitteln in ihrer Ernährung haben. Umso höher dieser ausfiel, desto niedriger war ihr Körpergewicht. Besonders auffällig: Bei 30 Prozent der Frauen jünger als 45 blieb die Regel ganz oder teilweise aus. Bei denen, die zu 100 Prozent von Rohkost lebten, hatte sogar die Hälfte keine Regelblutung mehr. Eine Schwangerschaft tritt sinnvollerweise erst ein, wenn die nötigen Energiereserven im Körper vorhanden sind. Dies zeigt, wie abhängig wir von Feuer und Kochen schon für unsere Fortpflanzung und Arterhaltung sind.

Laut Wrangham magern Menschen oft ab, die nur Rohes essen. Auch die Zugabe von rohem Fleisch kann das nicht verhindern. Bei Vegetariern, die kochen, findet sich die Problematik nicht. »Kochen ist daher wichtiger als Fleisch fürs menschliche Wohlergehen«, folgert Wrangham.

Zum stark verbesserten Nährstoffaufschluss durchs Kochen kommt auch noch die mikrobiologische Entgiftungsleistung hinzu. Bei Fleisch bedeutet dies ein Abtöten von Krankheitserregern. Die Wirkung des Kochens ist hier phänomenal. So etwa die akute Schutzwirkung gegen Salmonellen, die Erreger können sonst kleine Kinder, Ältere und Geschwächte mit einer schweren Durchfallerkrankung in Lebensgefahr bringen. Beim Kochen werden auch Parasiten abgetötet, die sich sonst in den Körper einschleichen können und die Gesundheit langsam auszehren, wie es bei vielen Wildtieren der Fall ist. Ohnehin erspart die durch Kochen allgemein stark verringerte Keimlast eine aufgeregte Dauerbeschäftigung des Immunsystems mit dieser – so bleibt mehr wertvolle Energie für die Entwicklung und Funktion des Gehirns übrig.

Auch bei Carbs hilft Kochen teils bei der Entgiftung. Viele Knollen enthalten Giftstoffe. Maniok, heute noch Grundnahrungsmittel für 800 Millionen Menschen, enthält so viel Blausäure, dass eine Tagesration ohne Kochen schon tödlich sein kann. Bei rohem Taro, in Mikronesien Grundnahrungsmittel, reicht schon die Menge eines Apfels für die letale Dosis an Giftstoffen. Mit den Giftstoffen versuchen die Knollen, die produzierten Nährstoffe für sich selbst zu reservieren. Gegen den Menschen, den Herrscher über das Feuer, den gelehrigen Koch und begabten Werkzeugmacher, sind diese Pflanzen aber bald entwaffnet. Gegen diese Pflanzenabwehr in Maniok und Taro ist das Erhitzen allerdings von weniger Bedeutung als das Zerkleinern und Auslaugen, also eher Kochtechniken im weiteren Sinne. Maniok wird geschält, gerieben, dann am besten über viele Tage im Wasser ausgelaugt, anschließend ausgewrungen – und dann gekocht. Dieses rabiate, wenig vitaminfreundliche Vorgehen ist erforderlich, um die in den Pflanzenstrukturen eingeschweißten Blausäuredepots aufzubrechen und das lebensgefährliche Toxin auszuwaschen. So machen Menschen aus der von Natur aus giftigen Knolle eine reiche Energiequelle für ihr Gehirn.

Oft geht es jedoch bei der Vorverarbeitung und Zubereitung von Carbs nicht wie bei Maniok und Taro um Leben und Tod, sondern darum, in deutlich geringerer Konzentration eingebaute Abwehrstoffe und Verdauungshemmer zu reduzieren. Die meisten davon kann man bei gelegentlicher Aufnahme problemlos wegstecken. Aber bei dem tagtäglichen Verzehr in größeren Mengen, typisch für Grundnahrungsmittel, ist es von großer gesundheitlicher Bedeutung, dass die Carbs mit den richtigen Kulturtechniken verarbeitet sind. Sonst kann das die Nährstoffversorgung gefährden oder den Darm entzündlich reizen. Erst wenn die Verarbeitungstechniken beherrscht und angewendet werden, wird aus Carbs echte Nahrung für Menschen.

## MENSCH: KURZER DICKDARM,
## WENIG FERMENTATION

Die Gehirnexpansion ist nicht die alleinige anatomische Veränderung, die für eine oft von gekochter Stärke dominierten Ernährung spricht. Die Veränderungen an unserem Verdauungstrakt im Vergleich zu unseren wilden Verwandten aus dem Tierreich gibt ebenfalls deutlich vor, dass wir auf eine solche Nahrung biologisch eingestellt sind. So ist unser Verdauungstrakt 40 Prozent kürzer, als er »eigentlich« sein müsste. Verlierer ist der Dickdarm, der typischerweise für die Fermentation zuständig ist. Hingegen hat der Dünndarm, der die Aufnahme von Nährstoffen übernimmt, die von körpereigenen Verdauungsenzymen aufgeschlossen werden, bei Menschen keine Längenverluste hinnehmen müssen. Es braucht also nicht nur eine Nahrung mit einer hohen Dichte an Energie und Nährstoffen. Diese muss auch vergleichsweise leicht verdaulich, ja vorverdaut sein. Auf die Mitarbeit von fermentierenden Bakterien im Dickdarm wird weitgehend verzichtet. Viele Wiederkäuer verlassen sich zu 70 bis 80 Prozent bei ihrer Energieversorgung auf die Vorarbeit von Bakterien-Megacities in ihrem Verdauungstrakt. Bei den Gorillas, die über 200 Pflanzenarten verspeisen, ist es noch über die Hälfte, beim Menschen gerade noch fünf bis zehn Prozent.

Bei der Stärke ist die Auftragslage durch unsere Biologie entwaffnend klar. Der weit überwiegende Teil der Stärke soll von körpereigenen Enzymen verdaut und dann im Dünndarm als Glucose aufgenommen werden. Es ist völlig normal und gesund, wenn ein wenig Stärke unverdaut in den Dickdarm weiterwandert und von den Bakterien fermentiert wird. Doch dort ist für eine ständige Stärkefermentation im großen Stil und die dabei entstehenden Gase kein Platz. Zudem entgleist dann die Bakterienzusammensetzung, das für unsere Gesundheit so wichtige Mikrobiom verändert sich. Die mit Stärke gemästeten Milchsäurebakterien verdrängen andere, ebenfalls gesunde Stämme.

Auch unser großes Gehirn kann keinen Gefallen daran finden, wenn viel Stärke im Dickdarm von Bakterien teilweise genutzt wird. Schließlich werden die Essenreste der Carbenergie von den Darmbewohnern nur als Fett wieder herausgegeben. Somit werden die beiden so ausgeprägten anatomischen Neuerungen des Menschen belastet, wenn wir die Kohlenhydratvorverarbeitung und anschließend Koch- und Backhandwerk vernachlässigen.

# MENSCHLICHE EVOLUTIONSGESCHICHTE UND CARBVERZEHR

## SPEISTE AUSTRALOPITHECUS SCHON STÄRKEREICHES PAPYRUSMARK?

Wahrscheinlich waren schon zu Beginn der menschlichen Evolution reichlich, wenn auch noch kalte Carbs Teil der Ernährung. Viel Stärke lieferte viel Glucose für den Blutzucker, womit sich ein an Volumen wachsendes Gehirn mit Energie versorgen konnte.

Der sich bereits auf zwei Beinen fortbewegende Australopithecus tauchte vor etwa vier Millionen Jahren auf und verfügte über eine Gehirngröße ähnlich wie Schimpansen mit ihren etwa 385 Kubikzentimetern. Schließlich sollte Australopithecus auf seinem Weg durch die Zeit etwa 571 erreichen.

Bei einem 3,5 Millionen Jahre alten Exemplar aus dem Tschadbecken in Afrika, einem Australopithecus bahrelghazali, konnte die Archäologin Julia Lee-Thorp zu ihrer Überraschung einen hohen Verzehr von sogenannten C4-Pflanzen nachweisen. Diese müssten sogar rund 55 bis 80 Prozent der Ernährung dieses Australopithecus-Exemplars ausgemacht haben. Das grenzt die Zahl der infrage kommenden Nahrungsquellen enorm ein, denn die C4-Pflanzen machen gerade einmal drei Prozent der Arten aus. Mit Jagd und Verzehr von C4-fressenden Tieren sind die nachgewiesenen Werte nicht zu erklären.

C4-Pflanzen bilden in einem Schritt der Fotosynthese ein Zwischenprodukt mit vier Kohlenstoffatomen, das die Gewinnung der Sonnenenergie besonders effizient macht. Daher sind die C4s besonders wuchsstark: Als heutige Nahrungspflanzen gehören dazu Mais, Hirse und Zuckerrohr. In der afrikanischen Savanne waren es wohl vor allem die feuchte Böden liebenden Sauergräser, denen der Australopithecus bahrelghazali die reichen Nährstoffreserven entriss. Die oft scharfen Blätter und holzigen Halmverschalungen dürften ihn weniger interessiert haben. Das wäre immer noch eine Nahrung mit geringer Nährstoffdichte, die aufwendig fermentiert werden müsste und kein Glucoseplus fürs Gehirn liefern kann. Es müssten also andere Pflanzenbestandteile sein, die dem Australopithecus die C4- und energiereiche Nahrung lieferten.

Eine besondere Art von wuchsstarken Sauergräsern könnte die täglichen Carbs bereitgestellt haben: Papyrus. Deren aus Sümpfen, flachen Teichen oder an Flussufern hochragende Halme enthalten ein stärkereiches, wohlschmeckendes Mark, das sich gut kauen lässt. Genau dieses von Fasern durchzogene Papyrusmark sollte 3,5 Millionen Jahre, nachdem sich dieser Australopithecus bahrelghazali möglicherweise davon ernährt hatte, im Alten Ägypten zur Papierproduktion verwandt werden. Damit hätte diese Kohlenhydratquelle in grauer Vorzeit den Treibstoff für ein expandierendes Gehirn geliefert, aber auch schon vor 5000 Jahren mit Papier das Material, um den menschlichen Geist mit schriftlichen Aufzeichnungen über Generationen zu schulen und fortzuentwickeln. Ein Brain Carb mit enormer Symbolkraft.

Das Papyrusmark ist allerdings eiweißarm. Daher dürfte sich der Australopithecus noch bei anderen nährstoffreichen Pflanzenteilen bedient haben, die er weiter unten gefunden haben könnte: bei den bereits angesprochenen USOs. Die Vorteile: Die Nährstoffschätze sind aus den weichen Böden von Flüssen, Sümpfen und Seen relativ leicht herauszuziehen. Außerdem können viele davon ohne weitere Vorverarbeitung großzügig genossen werden – im Gegensatz zu den meisten mühselig ausgebuddelten Festlandknollen.

Erdmandeln, ebenfalls aus der Kategorie der C4-reichen Gewächse und mit dem Papyrus verwandt, könnten dem expandierenden Gehirn des Australopithecus Treibstoff geliefert haben, und zwar nicht nur in Form von Carbs. Der Stärkegehalt ist doppelt so hoch wie in einer Kartoffel. Die frische Erdmandel, genauer deren Knolle, besteht zu 26 Prozent aus Fett und über fünf Prozent aus Proteinen. Damit ist sie ein solides Grundnahrungsmittel, eine Art urzeitliches Erdbrot. Im Alten Ägypten war diese Carbquelle sogar eine Grabbeigabe.

Einige Forscher haben vermutet, dass auch der sich verdickende Zahnschmelz im Laufe der Evolution des Menschen Hinweis auf den Konsum solcher Erdfrüchte ist. Denn teilweise sind in diesen Carbs steinharte Körnchen enthalten, Mineralienkonstrukte, die sonst Zahnabrieb begünstigen können.

Die Ernährung von Australopithecus mag auch stark nach dem lokalen Angebot variiert haben. Manche haben vielleicht eher in einer Waldlandschaft ihr Nahrungsglück gesucht, während andere sich entschlossener in die Savanne wagten und auch in die Feuchtgebiete mit dem hohen Angebot an leicht zugänglichen Stärkequellen aus Papyrushalm und Unterwasserknolle vordrangen. Dabei könnte es auch noch zu einer weiteren, gerade aus Gehirnsicht entscheidenden Ergänzung des Menüs gekommen sein: dem Einsammeln von kleinem Getier im Boden von flachen Seen und Flussmündungen – Schalentieren. Denn diese enthalten die für das Wachstum des Gehirns so wichtige Omega-3-Fettsäure DHA.

Mit einer Nahrungssuche im Feuchten hätte Australopithecus demnach neben Carbs auch weitere Boosternährstoffe für die Gehirnentwicklung für sich erobern können. Als Carbpionier durfte er sich jedoch nicht fühlen. Schließlich sind Carbs schon bei Schimpansen beliebt. Unsere engsten Verwandten im Tierreich verzehren USOs nicht nur als Notlösung, sondern auch wenn andere beliebte Nahrung in Reichweite ist. Paviane, die es wie uns von den Bäumen auf den Boden zog, interessieren sich sogar ganz besonders für den stärkereichen Nahrungstyp unter der Erdoberfläche, über die sie laufen. Forscher stellten bei Mantelpavianen und Bärenpavianen einen Anteil von 23 bis zu sogar 69 Prozent an stärkereichen Knollen und Co. in ihrer Ernährung fest. Damit können sie quantitativ mit Menschen mithalten.

Selbst die Idee, Papyrusmark als Nahrung für sich zu erschließen, kann Australopithecus nicht für sich beanspruchen. Eine seltene Primatenart aus Madagaskar ist ihr zuvorgekommen. 65 Prozent der Nahrung dieser Lemuren besteht aus dem Mark einer lokalen Papyruspflanze: Cyperus madagascariensis.

## HOMO ERECTUS: BEREITS HERRSCHER ÜBER DAS FEUER?

Vor etwa 1,8 Millionen Jahren tauchte eine neue Art auf: Homo erectus, »der aufgerichtete Mensch«. Er war uns schon überraschend ähnlich. Gegenüber dem Australopithecus hatte sich über Zwischenstationen seine Gehirngröße etwa verdoppelt. Neben dem dadurch explodierenden Glucosebedarf meldete auch der stark an Gewicht und Größe expandierte Körper einen erhöhten Energiebedarf an. Statt den etwa 40 Kilogramm des Australopithecus mussten nun rund 57 Kilogramm mit Treibstoff bei Laune gehalten werden.

Dieser stark erhöhte Energiebedarf spricht für eine deutlich im Nähr- und vor allem Brennwert verbesserte Nahrung. Die Grundlage könnten vor allem die natürlichen Rohstoffe wie USOs und Fleisch gewesen sein, deren Nährwert durch eine mehr oder minder geschickte Vorbehandlung mit Feuer noch einmal deutlich erhöht werden konnte. Allerdings fehlen direkte Beweise dafür, dass sich Homo erectus schon früh mit dem Kochen versuchte. Funde in Südafrika zeigen Spuren von hitziger Zubereitung pflanzlicher Nahrung vor einer Million Jahren. Ausgrabungen in Gesher Benot Ya'aqov in der Levante sind da noch deutlicher. Diese belegen die brenzligen Aktivitäten von Homo erectus vor 780.000 Jahren. Hier wurden auch pflanzliche Überreste in den Feuerstellen gefunden. Es ist unwahrscheinlich, dass diese zufällig ins Feuer geraten sind oder gar nur als Brennstoff benutzt wurden, aber denkbar.

Nach Auswertung der Belege zu urzeitlichen Feuerstellen wäre es also möglich, dass sich Homo erectus zunächst eine Million Jahre als Rohköstler durch die Savanne schlug – oder sogar noch länger. Somit hätte er sich mit oft noch mikrobiologisch riskantem Fleisch und mit reichlich Abwehrstoffen durchsetzten Knollen zufriedengegeben. Das wäre dann eine bescheidene Glucoseausbeute für den großen Energiehunger seines an Größe so expandierten Gehirns gewesen.

Er hätte als bereits erfolgreicher Großwildjäger die Trophäe mit seiner kleinen Sippe möglichst eilig verspeisen müssen, um das Risiko zumindest zu reduzieren, sich beim Rohfleischverzehr eine Krankheit einzufangen.

Doch das Fehlen von eindeutigen Beweisen dafür, dass Homo erectus gleich zu Beginn zumindest schon leidlich kochte, ist noch kein Beweis dafür, dass er es nicht tat.

Einige Anthropologen wie Wrangham halten es für wahrscheinlich, dass Homo erectus das Feuer schon früh beherrschte und auch zur Nahrungszubereitung nutzte. Dabei argumentiert er mit den anatomischen Veränderungen – mit der Verdopplung der Gehirngröße steigt der Bedarf nach einer verbesserten Stärkeausbeute aus Knollen & Co. Nach Wrangham dürfte bei diesem Urmenschen die grundlegende Veränderung im Verdauungstrakt bereits vollzogen sein. Schon hier hatte die beschriebene Verkürzung offenbar stattgefunden, zulasten des Dickdarms, dem Fermentationsraum im hinteren Abschnitt. Dieser Umstand spricht bereits für eine leicht verdauliche Diät, wie sie mit der transformativen Kraft des Feuers entstehen kann.

Auch andere anatomische Veränderungen bei Homo erectus sprechen für eine frühe Feuerbenutzung. Möglicherweise waren domestizierte Flammen auch jenseits der Nahrungszubereitung längst von lebenserhaltender Bedeutung: Mit den langen Armen und Beinen, dem hochaufgeschossenen Körper war Homo erectus nun eindeutig ein Bodenlebewesen. Im Vergleich ohnehin schon ein mieser Kletterer, konnte er sich bei Gefahr vielleicht gerade eben noch in die Bäume retten, aber sich ein bequemes Nachtlager zwischen den Ästen einzurichten, war ihm nicht mehr möglich. Gerade bei einsetzender Dunkelheit wäre er somit leichte Beute für Raubtiere geworden. Schimpansen schlafen zwar auch auf dem Boden, aber nur dort, wo ihnen keine Gefahr droht.

Primaten, zu denen ja auch wir gehören, sind biologisch auf einen guten, lang andauernden Schlaf ausgelegt. Während viele Steppentiere vergleichsweise wenig schlafen, sich dabei nur kurze Tiefschlaf- und traumreiche REM-Schlaf-Phasen gönnen, um vor Löwen und anderen Raubkatzen rechtzeitig fliehen zu können, haben sich Schimpansen und Orang-Utans oben in der Baumwelt die sorglose Nachtruhe in ihr Bioprogramm eingeschrieben. Die gehirnlastigen Primaten brauchen den seligen Schlaf vor allem für dieses Organ. Neue Studien belegen, wie wichtig die nächtliche Regeneration für die Entsorgung von Stoffwechselüberbleibseln im Gehirn ist, die während der Aktivität des Tages anfallen.

So muss auch Homo erectus auf dem Boden eine halbwegs sichere Lösung gefunden haben. Das schnelle Erklettern der Bäume, wenn denn ein Raubtierangriff früh genug entdeckt wurde, konnte keine Dauerlösung sein, mit der sich die Art hätte erhalten können. Schwangere Homo-erectus-Frauen trugen bereits werdende Kinder in sich, deren Körpergröße sich im Vergleich zu anderen Primaten verdoppelt hatte. Sie wären beim Wettklettern auf die Bäume zur leichten Beute geworden.

Eine Möglichkeit, ein sicheres Heim für die Sippe auf dem Boden zu schaffen, war seit Urzeiten ein Lagerfeuer. Ein rechtzeitig entfachtes Feuer hält mit dem Einbruch der Dunkelheit die hungrigen Löwen fern. Noch heute entfachen Menschen, die in einem solchen Habitat im Freien schlafen, wie selbstverständlich ein Feuer – so wie es wohl schon Homo erectus tat.

Und noch etwas bot Feuer dem Frühmenschen: nächtliche Wärme. Unterm Sternenzelt kann es stark abkühlen, auch im zentralen Afrika. Und Homo erectus war bereits nackt. Zeuge hierfür ist ein hoch unwillkommenes Wesen: Pthirus pubis. Die Laus hat sich vielleicht schon vor 5,61 Millionen Jahren, aber spätestens vor 1,84 Millionen, das wäre dann in etwa pünktlich zum irdischen Debüt des Homo erectus, von seinen Vettern abgespalten, um sich auf ein neu entstehendes Habitat zu spezialisieren – die frühmenschliche Schambehaarung. Mit dem Rückgang der großflächigen Körperbehaarung entstanden nun diese haarigen Inseln, mit neuen, ganz besonderen Umweltbedingungen, die Bionischen für diesen Parasit werden sollten. So könnte die Nacktheit ein weiterer Grund für die Homo-erectus-Sippe gewesen sein, ein nächtliches Feuer mit Holz zu nähren und dessen Nähe zu suchen.

Offenbar ist das Erbe des Feuermachens auch heute noch tief in uns verankert. Beim Campen in freier Natur ist das abendliche Lagerfeuer Höhepunkt, auch wenn wilde Tiere keine Gefahr mehr sind und Kleidung uns eigentlich schon ausreichend wärmen kann. Erst mit dem Entzünden des Feuers nehmen wir dieses Fleckchen freie Natur für uns ein, vorübergehend. Wir erzeugen ein heimeliges und sicheres Gefühl in uns. Allzu gerne lassen wir uns vom Flammenspiel hypnotisch in der Nähe des Feuers halten. Dieses an sich, stofflich gesehen, kriegerische Durcheinanderwirbeln der Elemente, das Tiere zu Recht fürchten, löst bei uns Menschen, sofern es eingehegt ist, Wohlbehagen aus. Es versetzt uns in einen entspannten Zustand.

Richtig stimmig wird die vom Lagerfeuer geprägte Welt erst, wenn dies auch zur Nahrungszubereitung genutzt wird, ein Stück Fleisch gegrillt, vielleicht auch Kohlenhydratquellen wie Maiskolben oder Stockbrot gebacken, Kartoffeln in die noch glühende Asche gesteckt werden.

Wenn also Homo erectus bereits das Feuer souverän beherrschte oder dies im Laufe seiner Zeit erlernte, könnte er es dann nicht auch schon früh zur Zubereitung von Nahrung benutzt haben? Die Idee wäre nicht einmal neu gewesen. Schließlich zeigen Wildtiere bereits, dass sie erhitzte Nahrung bevorzugen. Nach einem Buschfeuer machen sie sich gezielt auf die Suche nach knusprig Zubereitetem, das den Flammen nicht entfliehen konnte. So mancher Frühmensch dürfte sich spätestens hier von der Tierwelt inspiriert haben lassen. Da liegt es nahe, dass Menschen dies nach der Zügelung des Feuers bald auch gezielt betrieben.

Anatomisch sprechen dafür nicht nur die Gehirnexpansion bei gleichzeitiger Verkürzung der Fermentationsstrecke im Dickdarm von Homo erectus, sondern auch sein neuer Beiß- und Kauapparat. Sehr auffällig ist die Rückbildung seines Gebisses. Es ragt nicht mehr hervor, Kiefer und Zähne werden kleiner, Kauflächen ebener und die Kaumuskulatur schwächer. Das Gebiss von Homo erectus ist so angelegt, als wäre die Nahrung, die in seinen Mund gelangte, bereits mürbe. Ein Zustand, eine Vorverarbeitung, die Homo erectus durchs Zerkleinern und Weichklopfen mit Werkzeugen sowie Erhitzen über Feuer bei vielen Nahrungsmitteln hätte erreichen können. Zum direkten Herausreißen von Fleischpartien aus einem erlegten, noch rohen Beutetier ist sein unserem schon recht ähnlichen Gebiss nicht gut geeignet. Es wäre auch nicht mehr ideal fürs Zerschneiden von Pflanzenfasern in Blättern oder zum Zermalmen holziger Verschalungen von Halmen gewesen. Hingegen ist es mit seiner ebeneren Kaufläche besser für das Vermahlen von Carbs geeignet. Mit seinem verstärkten Zahnschmelz konnten Phytolithen aus Knollen und kaum vermeidliche Verunreinigungen, etwa in eingesammeltem Wildgetreide, besser bei der Feinvermahlung zwischen den Zähnen weggesteckt werden.

## HOMO SAPIENS: VERLANGEN NACH GEKOCHTER STÄRKE SCHON IN DEN GENEN

Zwei Dinge hatte unsere Art, Homo sapiens, offenbar von Anfang an mit dabei, sie waren Bestandteil seiner Natur. Erstens konnte der »vernünftige Mensch« Feuer machen und benutzte es regelmäßig zum Kochen. Während die Feuerstellen von Gesher Benot Ya'aqov von Homo erectus oder engen Verwandten vor 780.000 Jahren möglicherweise noch nicht zum Kochen verwendet wurden, kommen klare Beweise für eine solche Feuerbenutzung aus der Qesem-Höhle in der Levante von vor 400.000 Jahren, wiederholt benutzte »Herde« von dort sind auf 300.000 Jahre datiert.

Gegenwärtig gilt die Existenz von Homo sapiens seit etwa 300.000 Jahren als belegt. Danach hätte er von Anfang an die Fähigkeit besessen, Kohlenhydrate zu kochen und damit die enthaltene Glucose viel besser aufzuschließen.

Zweitens kam es zu einer tiefgreifenden Veränderung im Erbgut, die eine bessere Ausbeute der Glucose aus der Nahrung ermöglichte. Hier entwickelte sich ein weiterer Vorteil, der dem Gehirn noch einmal einen bedeutenden Energieschub verliehen hat. Nach Genanalysen müsste diese ungewöhnlich starke Verschiebung vor etwa 300.000 Jahren stattgefunden haben. Damit gehörte sie ebenfalls zur Grundausstattung von Homo sapiens. Die Kopien des Gens für Alpha-Amylase im Speichel hatten sich vervielfacht, aus zwei sind bis zu 20 geworden. Amylase ist ein Verdauungsenzym. Es spaltet die Stärke in Zucker, vor allem Malzzucker, Maltose, also zwei noch miteinander verbundene Glucoseeinheiten.

Durchschlagend wirksam ist diese genetische Veränderung erst bei gekochter Stärke, weil die Amylase hier reichlich Angriffspunkte findet. Der umfängliche Verzehr von mit Feuer zubereiteten Carbs ist damit offenbar schon in die Gene von Homo sapiens eingeschrieben.

Dennoch hat die biologische Idee dahinter etwas Überraschendes. Erst wird die Kohlenhydratverdauung im Mund begonnen, dann im sauren Magen gestoppt, um gleich nach dessen Ausgang wieder reichlich Amylase in den Speisebrei einzuschießen. Hier liefert die Bauchspeicheldrüse einen kräftigen Nachschlag des Verdauungsenzyms Amylase.

Diese Strategie ergibt Sinn, wenn die Stärke frühzeitig von Zunge und Gaumen auf ihre Verwertbarkeit für das Gehirn hin überprüft werden soll. Wenn die Amylase schon im Mund erfolgreich viele Ketten aufspalten kann, entstehen Zucker, die nun nicht mehr zu groß und sperrig sind, um in die Geschmacksknospen hinabzusteigen – und dort eine süße Sensation auszulösen. Der Süßekick von der Glucose ist zwar nicht so groß wie bei der Fructose, dem Fruchtzucker aus Früchten und Haushaltszucker, aber immerhin. Mit reichlich wirksamer Amylase im Mund bewerten Studienteilnehmer das Geschmackserlebnis beim Verzehr von Kohlenhydraten auch insgesamt besser. Konsistenz und Cremigkeit werden als vorteilhafter wahrgenommen.

So können wir durch Gaumenkontrolle hochwertige von minderwertiger Stärke unterscheiden, so sind wir Experten für Gehirnnahrung und können Zutatenqualität und Küchentechniken immer besser nachjustieren.

Aus einem weiteren Grund wird Eifrigkeit bei der mündlichen Vorverdauung belohnt. Nach der feinen Vorarbeit kann dann die Stärke anschließend im Darm schneller und besser ausgenutzt werden, um das Gehirn zu nähren.

Diese Genmultiplikation ermöglicht recht akkurat, die Carbessgewohnheiten abzubilden. Vor dem Aufbruch aus Afrika waren die Codes für eine verbesserte Stärkeverdauung bereits vervielfältigt. Je nach Kohlenhydratanteil in der Nahrung stieg oder sank ihre Zahl. Spitzen maßen Forscher beispielsweise in Zentralamerika, Afrika und Europa, einen aus dem Rahmen fallenden Absturz fanden sie hingegen bei einer in Sibirien lebenden

Ethnie, allerdings mit starken individuellen Unterschieden. Auch wenn die Durchschnittswerte den Umfang des traditionellen Stärkekonsums von den verschiedenen Ethnien widerspiegeln, ist eines klar: Alle sind genetisch auf umfänglichen Stärkekonsum geeicht.

In unserer Entwicklungslinie haben wir uns viermal an Stärke in der Nahrung genetisch angepasst. Amylasegene in der üblichen doppelten Grundausstattung für die Bauchspeicheldrüse sind bei Säugetieren normal, schließlich findet sich ein bisschen Stärke auch in anderen Nahrungsquellen, jenseits von Knollen oder abgesichelten Grassamen. Bei einem Vorfahren der Menschenaffen entwickelte sich zunächst ein Amylaseableger – auch für den Speichel. Stärke konnte damit bereits beim Kauen erkannt und beurteilt werden. Als Zweites kam es zur Vervielfältigung der Amylasegene für die Bauchspeicheldrüse, passend zu einer steigenden Bedeutung von Stärke in der Nahrung, aufgrund der Gehirngröße und Nervenzelldichte. Als Drittes kam es zur Vervielfältigung der Amylasegene für den Mundspeichel vor 300.000 Jahren, als Viertes fand die Feinanpassung an den jeweiligen Stärkeanteil in der Nahrung statt. An sich ist schon dieses biologische Zeugnis ausreichend, um von einer steigenden Bedeutung von Stärke in der Entwicklung zum Menschen auszugehen – und um Low Carb zu verwerfen.

Dabei sollte der biologische Gewinn der feinen Stärkewahrnehmung nicht unterschätzt werden. Es gibt sehr gute Gründe, bei der Auswahl von Nahrung wählerisch zu sein, gerade bei Nahrung fürs Gehirn. Dies belegt eine Studie von Nathaniel Wrangham an Schimpansen. Wenn ihre Lieblingsfrüchte gerade keine Saison haben, müssen sie sich mit Feigen begnügen – eine wichtige Überbrückungskost für viele Tierarten. Besonders in dieser eher mageren Phase kommt es auf den Nährwert an. Die Schimpansen sind dann äußerst wählerisch. Sie prüfen die Früchte genau. Da für Primatenarten Früchte eine hohe Bedeutung haben, können viele davon Farben sehen, was für Säugetiere ungewöhnlich ist. Allerdings lässt sich mit den Augen nicht immer erkennen, ob die Frucht optimal reif ist. Zahlreiche Feigensorten bleiben auch im reifen Zustand grün. Schimpansen setzen nun ihre hohe Geschicklichkeit mit ihren Händen ein. Sie betasten die Früchte, so wie wir es auch tun, um zu testen, ob die Frucht so weit ist und gut schmecken wird. Ein hoher Zuckergehalt bedeutet auch einen hohen Wassergehalt, der für Fülle unter der Fruchthaut sorgt. Unser schlauer Verwandter soll dadurch einen entscheidenden Vorteil gegenüber anderen Affen haben, die sich beim Fressen allein von der Optik leiten lassen. Der Schimpanse erreicht seine Powernahrung mit mehr Brennstoff fürs Gehirn nicht unbedingt über das Verspeisen von besseren Fruchtarten, sondern über das Ertasten von hochwertigeren Früchten.

Die Fähigkeit, Stärke durch Kauen und Einspeicheln beurteilen zu können, bedeutet auch auf den Menschen übertragen einen viel größeren Energiegewinn – einerseits auch durch bessere Auswahl beim Essen und andererseits durch die Verfeinerung von Kochtechniken. Wenn der Schimpanse schon durch Früchtedrücken konkurrierende Arten intelligenzmäßig überflügeln kann, was schafft dann der Mensch mit seiner Bioexpertise für Stärke, die ein Vielfaches an Gehirnenergie enthält?

Selbst Tiere aus dem Umfeld des Menschen sind offenbar auf den Geschmack gekochter Stärke gekommen, denn auch bei ihnen ist das im Genom bereits abgebildet. Der Hund, seinem Ruf nach immer noch ein reiner Fleischfresser, hat gegenüber seinem wilden Vorläufer, dem Wolf, und anderen Jägern geradezu spektakulär seine Amylasegene vervielfacht. Auch klassische Pflanzenfresser wie Elefanten können da nicht ansatzweise mithalten. Sie sind auf andere Pflanzenteile spezialisiert, die von gigantischen Bakterienkolonien in ihrem Verdauungstrakt aufgeschlossen werden. Allerdings beschränkt sich die Vervielfachung der Amylasegene bei Hunden auf jene, die in der Bauchspeicheldrüse im Einsatz sind. So wie sie ihre Nahrung herunterschlingen, würde viel

Amylase im Speichel auch nicht viel nützen. Um die Wertigkeit der Stärke zu beurteilen, müssten die Kohlenhydrate im Mund mit Mahlzähnen gekaut und zugleich eingespeichelt werden, damit die Amylase wirken kann – und die Zunge kommentieren. Ohnehin ist der Hund hier auf Gedeih und Verderb unseren Verarbeitungskünsten ausgeliefert, sind wir doch diejenigen, die bestimmen, was er zu fressen bekommt.

Auch die Hausmaus und das Hausschwein haben gegenüber ihren wilden Konterparts bei den Amylasegenkopien deutlich zugelegt. Beide profitieren von der menschlichen Kohlenhydratkochkunst als Resteesser. Die Genveränderungen spiegeln zuverlässig den Stärkeanteil in der Nahrung, der demnach beim Homo sapiens schon zu Beginn hoch war.

## ERSTE »STÄRKEZUBEREITUNG« IM TIERREICH

Paviane als ausgeprägte Liebhaber von unterirdischen Knollen haben eine besondere Methode, die enthaltene Stärke gut aufzuschließen. Dieser Trick sichert ihnen die Mitgliedschaft in einem speziellen Club, dem der Backentaschenaffen. Paviane kauen und speicheln die Stärkemasse ein. Die wird dann in den Wangen feucht und warm zwischengelagert. So kann die Amylase aus dem Speichel optimal wirken, diese schon vorverdauen.

## VERKOHLTE CARBS – ÜBER 100.000 JAHRE ALT

Direkte Beweise für einen sehr lange zurückliegenden Verzehr gekochter Stärke gibt es neuerdings aus dem Süden Afrikas. In der Wissenschaftszeitschrift *Science* wurden entsprechende Entdeckungen 2020 veröffentlicht, wonach vor 170.000 Jahren in der »Border Cave« ein Rhizom mit Feuer zubereitet wurde. Normalerweise haben Bestandteile solcher Pflanzen keine Chancen, eine derart lange Zeit zu überdauern. Doch Kochmissgeschicke aus der Steinzeit haben sich als Glücksfälle für heutige Forscher herausgestellt. Was damals bei der Zubereitung ungewollt verbrannte, offenbart heute unter dem Elektronenmikroskop erkennbare Pflanzenstrukturen. Hier handelt es sich um USO-Proben von der überirdisch zartgelb blühenden Hypoxispflanze. Hypoxis ist eine weitverbreitete Pflanze, die zuverlässig Kohlenhydrate parat hält. Diese hätte den Menschen hohe Mobilität bieten können, wird sie doch von der Natur an etlichen Orten deponiert. So können auch mehrtägige Wanderungen riskiert werden, um neue Jagd-, Sammel- und Lebensgründe zu erschließen.

2019 hatte die Archäologin Cynthia Larbey bereits Feuerstellen in Höhlen in der Kapregion untersucht. Sie fand Beweise für das »Kochen« von Knollen, die 120.000 Jahre zurückreichen. Mehr noch: Über die folgenden 55.000 Jahre wurden an den untersuchten Herdfeuern immer wieder von den vorübergehenden Bewohnern USOs in größerem Umfang gegart. Während Klima und Umwelt sich über die Jahrtausende veränderten, Jagdtechniken und -strategien sich wandelten, blieb das Kohlenhydratangebot unter der Erde zuverlässig. »Das Kochen und Verarbeiten von Wurzeln und Knollen machte eine Hauptstütze in der Ernährung von Jägern und Sammlern in der mittleren Steinzeit in der Region aus«, fasst Larbey ihre Forschungsergebnisse zusammen. Offenbar waren schon damals die Kohlenhydrate das stabile Fundament in der menschlichen Ernährung – also keine Notnahrung, keine Steckrüben des Paläolithikums.

Larbey fand an zweien dieser steinzeitlichen Herde auch Spuren der ersten Anwendung von Rezepten, die etwa vor 81.000 bis 85.000 Jahren kreiert und umgesetzt wurden. Ausgesuchte Wurzeln und Knollen wurden in mehreren Schritten bearbeitet, gekocht und gemischt. Es ging also schon damals weit raffinierter bei der Carbzubereitung zu, als wir es uns vielleicht vorstellen.

Südafrikanische Forscher haben untersucht, ob man sich tatsächlich am Kap mit gesammelten Carbs das ganze Jahr über versorgen könnte. Ergebnis: Selbst in der bescheidensten Phase, der hier spätsommerlichen »Krise« bei den Kohlenhydraten, fanden die Forscher noch 25 Carbspezies, die sich für den menschlichen Verzehr eigneten. Hingegen erwies sich das Sammeln von Schalentieren bei Ebbe als weit weniger durchgehend ausbeutbare Nahrungsquelle. Diese war nur zehn Tage pro Monat und dann nur für zwei bis drei Stunden zugänglich.

Eine andere Fundstelle weit entfernt auf dem Globus belegt ebenfalls die hohe Bedeutung von Kohlenhydratquellen in der altsteinzeitlichen Kost wie auch dazu passenden Küchentechniken. Es sind die Niah-Höhlen auf Borneo. Die Nachweise sind zwischen 27.000 und 50.000 Jahre alt. Hier wurden beispielsweise Spuren der USOs Yams und Taro gefunden, die beide heute noch zu den wichtigen Grundnahrungsmitteln der Menschheit gehören. Forscher fanden dort auch Spuren von Brotfrucht, der eigentlichen Mission der »Bounty« im Südseeparadies. Die gekonnte Entgiftung von Taro ist schon überlebenswichtig, noch dramatischer und kniffliger ist das bei den ebenfalls in den Niah-Höhlen gefundenen hochtoxischen Samen des Pangibaums. Diese müssen erst eingegraben und dann gekocht werden. Alternativ kann diese reiche Kohlenhydratquelle zu Nahrung gemacht werden, indem sie 40 Tage in Asche begraben wird. Auch hier: hochentwickeltes Steinzeit-Küchen-Know-how.

Seit mindestens 30.000 Jahren ist es in Europa weitverbreitet, stärkereiche Pflanzenteile mit Steinwerkzeugen zu mahlen. Eine der reichsten Fundstellen aus dieser Zeit, dem Gravettien, liegt in Dolní Vestonice, dem heutigen Tschechien. Hier fanden Forscher Überreste von gejagten Mammuts und Rentieren wie auch vom Kochen und Verzehren stärkereicher Pflanzenteile.

Selbst der Neandertaler, über weite Strecken Zeitgenosse des Homo sapiens und scheinbar verbliebener Hoffnungsträger für den Mythos vom fast reinen Jäger und Fleischesser, immerhin zu wenigen Prozent unser Mitvorfahr, verzehrte ebenfalls eine breite Palette an pflanzlicher Nahrung, ja sogar Carbs. Schon 2011 fanden Forscher in seinem Zahnstein gekochte Stärke. Zu seiner Nahrung gehörten nach der Untersuchung auch Pflanzenteile, die eine mittlere bis höhergradige Verarbeitung erforderten, etwa Grassamen, die geschält werden müssen.

## AUSWAHL DER CARB-NAHRUNGSPFLANZEN VON NEANDERTALERN

◇ USOs
◇ wilde Gerste
◇ Hafer
◇ Erbsen
◇ Pistazien
◇ Feigen
◇ stärkereiche Palmenherzen

Jüngst haben Forscher sogar bei Neandertalern, die in Sibirien lebten, die sogenannte Tschagyrskaja-Höhle bewohnten, nicht nur Pflanzenverzehr, sondern sogar Carbverzehr nachgewiesen. In deren Zahnstein wiesen die Forscher sieben verschiedene Stärkearten nach. Dabei hätten wenigstens diese in klirrender Kälte überlebenden Neandertaler als Zeugen dafür dienen können, dass Frühmenschen in solch harscher Umwelt fast ausschließlich mit fleischbasierter Ernährung gesund sein konnten. Zur Überraschung der Forscher war die Ernährung dort offenbar nicht weniger vielfältig oder gar weniger pflanzlich als die von Neandertalern in Europa, die oft unter deutlich milderen Umständen ihre Nahrung beschaffen konnten.

Einen weiteren stichhaltigen Carbbeweis hat ein Team um James Fellow Yates 2021 entdeckt. Dafür haben Forscher wieder den Zahnstein als Erkenntnis-Goldmine genutzt. Diesmal fahndeten sie nicht nach Essensresten, sondern nach Genmaterial von Mundbakterien, die darin unfreiwillig versteinert worden waren. Die älteste erfolgreiche Probenentnahme beim Sapiens ist bei dieser Studie 30.000 Jahre alt (also rund 20.000 Jahre vor der Hinwendung zum Ackerbau), beim Neandertaler sogar 100.000 Jahre alt. Bei beiden fand sich breit aufgestellt ein besonderer Streptococcus-Typ, der sich Amylase aus dem Speichel einverleiben kann, um Stärke nun mit dieser Verdauungshilfe als Energiequelle für sich selbst zu nutzen – während andere Mundbakterien sich um den für sie verdaulichen Zucker zanken müssen. Diese Umrüstung konnte sich nur dann erfolgreich durchsetzen, wenn reichlich Stärke, wahrscheinlich in gekochter Form, gewohnheitsmäßiger Bestandteil der Ernährung war. Bei sporadischem Knollenkonsum hätte dieser Streptococcus-Typ keine zentrale Rolle im versteinerten Biofilm übernehmen können. Dann ist noch von Folgendem auszugehen: Dieser neue Streptococcus-Typ müsste sich wahrscheinlich schon im Mund des Stärkeessers etabliert haben, bevor Homo sapiens und Neandertaler getrennte Wege gingen. Das wäre dann vor mindestens 600.000 Jahren gewesen. Somit dürfte dieser gewiefte Stärkedieb der Low-Carb-Philosophie einen besonders schweren Schlag versetzt haben, ist er doch Beleg für einen umfänglichen und möglicherweise noch weiter zurückliegenden Carbkonsum.

Doch auch bei weiteren gefundenen Nahrungsüberresten sieht es für die Low-Carb-Philosophie alles andere als rosig aus. Ein kleines Carb Eldorado fanden Forscher in der gut erhaltenen Fundstelle Ohalo II in Israel. Die Funde vermitteln ein deutliches Bild der Ernährungsgewohnheiten von jagenden und sammelnden

Homo sapiens. Dort sind die Verhältnisse von vor 23.000 Jahren konserviert. Im Gelände campten Jäger und Sammler, bauten sogar Strohhütten. Diese Steinzeitwelt versank unter dem See Genezareth. Eine schwere Trockenheit gab schließlich den Blick in unsere Essvergangenheit frei, 1989 kam es zur Entdeckung. Unter den speziellen Konservierungsbedingungen konnten auch pflanzliche Nahrungsreste überdauern, die normalerweise längst aufgelöst wären. Bei den angeblichen Low-Carb-Vorbildern aus der Steinzeit gab es reichlich Carbs zu essen. Dazu gehörten Wildformen von Gerste und Weizen, Eicheln und Pistazien, auch zuckrige Carbs wie Feigen und wilde Weintrauben waren dabei. Als pflanzliche Fettquelle gab es sogar schon Oliven. Ohnehin deuten zahlreiche Fundstellen auf eine sehr abwechslungsreiche Kost unserer Vorfahren hin.

## BREI, BROT UND BIER
## VOR LANDWIRTSCHAFT

Im rund 11.600 Jahre alten Fundort Göbekli Tepe, einer Stätte mit monumentaler Bebauung im Süden Anatoliens, ließen Forscher bis vor Kurzem erneut Belege für reichlich Carbs in der Ernährung unbeachtet liegen. Es war Laura Dietrich vom Deutschen Archäologischen Institut, die sich die Objekte im sogenannten Garten genauer anschaute. Sie identifizierte mehr als 7000 Werkzeuge, größtenteils zum Mahlen und Stampfen von Getreide, zudem Gefäße, die bis zu 200 Liter Flüssigkeit aufnehmen konnten. Auch Getreidereste ließen sich daran noch nachweisen. Hier wurde also schon auf industriellem Niveau Getreide verarbeitet, obwohl es noch keine Anzeichen für landwirtschaftlichen Anbau aus dieser Zeit gibt. Die Mahlwerkzeuge deuten größtenteils auf eine noch recht grobe Verkleinerung hin, die für die Produktion von Brei und Bier geeignet ist. Feineres Mahlen, wie es für Brot sinnvoll ist, hatte offenbar weniger Bedeutung.

Wahrscheinlich wurde hier vor allem Brei als Grundnahrungsmittel produziert.

Wilder Weizen wächst auch heute noch in der Türkei. Der amerikanische Botaniker Jack Harlan hat schon vor einem halben Jahrhundert gezeigt, dass man mit einer Sichel aus Feuerstein in einer Stunde zwei Kilogramm davon ernten kann. Dies belegt: Selbst üppiger Getreidekonsum ist ohne Landwirtschaft möglich, sofern Wildgetreide heimisch ist.

Sogar Brot wurde offenbar schon Jahrtausende gebacken, bevor der Mensch begann, das Getreide dafür systematisch zu züchten. Die bisher älteste heiße Spur zur Backkunst ist 14.400 Jahre alt und führt zu einer steinzeitlichen Feuerstelle im heutigen Jordanien. Wiederum sind es verkohle Reste – in diesem Fall Backmalheure. In den verkohlten Stücken sind Luftblasen eingeschlossen, wie sie durch vorhergehende Teigfermentation im Brot entstehen. Und das alles etwa 4000 Jahre bevor, nach heutigem Kenntnisstand, Getreide domestiziert wurde.
Zusammengenommen widerlegen diese Forschungsergebnisse die Vorstellung vom frühen Menschen als fast reinem Fleischfresser eindrucksvoll.

| Meilensteine der Carberschließung | |
|---|---|
| Vor … Jahren | Fund |
| 780.000 | Feuerstellen, wahrscheinlich zum Kochen genutzt (Levante) |
| 400.000 | sichere Feuernutzung zum Kochen (Levante) |
| 170.000 | Überreste gekochter Carbs (Südafrika) |
| 105.000 | Wildgetreideverarbeitung, insbesondere Sorghumhirsen, deren Stärkekörner an Steinwerkzeugen (Mosambik) |
| 85.000 | mehrschrittiges Rezept mit Wurzeln & Knolle (Südafrika) |
| 32.600 | Hafermehlproduktion, Nachweis von Stärkekörnern, Hafer wahrscheinlich vor Mahlen gedarrt (Süditalien) |
| 18.000 | Eichelbrei für Baby (Ägypten) |
| 14.500 | Mensch nimmt Katzen als Gefährten zwecks Verteidigung der Getreidevorräte vor Mäusen (Levante) |
| 14.400 | fermentiertes und gebackenes Brot (Levante) |
| 11.600–10.000 | »industrielle« Getreidebreiproduktion in Göbekli Tepe; ohne Anzeichen von Getreideanbau im Umfeld aus der Zeit (Anatolien) |
| 11.300 | Getreidespeicher mit ausgetüftelter Luftzirkulation, Schutzbarrieren vor Nagern; ohne Anzeichen von Getreideanbau im Umfeld aus der Zeit (Jordantal) |
| 9.800 | Domestikation von Emmer (Weizenart) (Fruchtbarer Halbmond) |

# KEINE ACKERBAUERN: TROTZDEM REICHLICH CARBS

Doch wie verhält es sich mit Jäger- und Sammlervölkern, die es bis in die Neuzeit geschafft haben? Sie praktizieren heute noch den Lebensstil, der während eines Großteils unserer Geschichte die Norm war. Sie müssten uns zeigen, an welche Nahrung wir seit etlichen Jahrtausenden biologisch angepasst sind, was gesund für uns ist, ob Kohlenhydrate dazugehören oder nicht. Der Vorteil: Bei einigen können oder konnten die Ernährungsgewohnheiten noch direkt untersucht werden – eine Wissensquelle, die allerdings aufgrund des Siegeszugs von westlichem Lebensstil und Ernährung schon am Versiegen ist. Auch Halbnomaden und Nomaden könnten Zeugen für oder gegen Carbs sein. Aufgrund ihrer mobilen Lebensweise konnten sie schlecht Getreide anbauen.

## DIE HADZA: DIE JÄGER- UND SAMMLER-IKONEN MIT FAIBLE FÜR CARBS

Die in Ostafrika immer noch auf Nahrungssuche gehenden Hadza sind besonders gut erforscht worden. Sie leben heute in einer Umwelt, die wahrscheinlich über weite Zeiträume der menschlichen Evolution typisch war – und darüber unsere Biologie wie auch unsere Nahrungsgewohnheiten prägte. Dieses Jäger- und Sammlervolk könnte also als Vorbild, wenn nicht gar Referenz für den eigentlich gesunden (Über-)Lebensstil des Menschen angesehen werden.

Die Hadza haben gleich eine ganze Reihe von Carbs in ihrer Ernährung. Aus dem unterirdischen Reich der Knollen bedienen sich die Hadza beispielsweise an Ekwa, Mak'alitako und Panjuko. Forscher beobachteten eine beachtliche Ausgrableistung bei den Hadzafrauen.

Die Frauen sichern so die tägliche Ernährung, verhindern knurrende Mägen, während die Hadzamänner auch mal mehrere Tage ohne Jagderfolg bleiben. Frauen holen den kohlenhydratreichen Vorläufer des täglichen Brots aus dem Untergrund.

Im Trockenanteil besteht die Ekwaknolle zu 60 Prozent aus Kohlenhydraten und obendrauf fast 30 Prozent Ballaststoffen, also unverdaulichen Kohlenhydraten. Gesammelte Knollen wie auch Ekwa werden überwiegend kurz über dem Feuer geröstet, geschält und sind dann aber immer noch eine deutliche Herausforderung für die Kauarbeit. Teils überstehen allerhand struppige Fasern das Malmen der Zähne. Die Masse wird dann gegen die Wange gedrückt, um Wasser und Mark abzupressen. Die Fasern werden ausgespuckt. Die höchsten Standards von vollwertiger Kost erfüllt das nicht.

Die USOs sind nicht die einzigen Kohlenhydratquellen, die die Hadza nutzen. Sie essen auch viel Baobab. Anders als bei den meisten anderen Früchten ist deren Mark nicht reich an Zucker, sondern an Stärke, dem Glucosekonzentrat. Obendrein haben sie auch Beeren auf ihrem Speiseplan.

## HONIG: MEHR ALS EIN SÜSSES EXTRA

Doch selbst damit ist die Affäre zwischen Hadza und Carbs immer noch nicht beendet. Der süße Höhepunkt: Honig. Der Anteil dieses Naturzuckerkonzentrats in ihrer Ernährung ist erstaunlich hoch: Er schwankt zwischen 4 und sagenhaften 15 Prozent.

Dieses Faible der Hadza für Honig ist alles andere als ungewöhnlich. Viele Jäger- und Sammlervölker gingen auf Honigjagd, erkletterten unter Lebensgefahr schwindelerregend hohe Bäume, legten sich oben mit Bienen an. Ein Kampf, bei dem die verteidigenden Bienenvölker, was Stachel und Gift betraf, weit besser bewaffnet waren, als wir es von europäischen Bienchen heute gewohnt sind.

Auch Schimpansen stibitzen bekanntlich Honig und nehmen dafür üble Stiche in Kauf. Den Menschen begleitete die Honigjagd über seine gesamte Evolutionsgeschichte. Auch hier setzte er gerne Feuer ein und räucherte die Bienen aus, um an die süßen Kohlenhydrate heranzukommen. Unter den Jagdszenen in der steinzeitlichen Höhlenmalerei findet sich auch eine aus der Honigjagd. Ein Mutiger ist mit einem Gefäß einen Baum hochgeklettert und bedient sich nun am Honig, während Bienen ihn umschwirren. Die Zeichnung befindet sich in einer Höhle bei Valencia und wird auf 8000 Jahre geschätzt.

In Afrika hat sich sogar eine artübergreifende Plünderungsgemeinschaft zwischen Mensch und Tier über die Evolution herausgebildet, ein Raubzug, bei dem die Bienen Opfer sind. Ein Vogel, der Große Honiganzeiger, weist unter viel exaltiertem Geflatter und Gezwitscher menschlichen Honigjägern den Weg zum Bienenversteck. Der Mensch setzt dann mit Feuer oder auch mit narkotisierenden Pflanzen die Bienen außer Gefecht. Von der Beute bekommt er den Honig, der Große Honiganzeiger begnügt sich mit Larven und dem Wachs – Letzteres kann er durch ein spezielles Mikrobiom im Verdauungstrakt in Nahrung umwandeln. Diese biologische Zweckgemeinschaft belegt, dass auch dieses Kohlenhydratkonzentrat schon seit Urzeiten fester Bestandteil der menschlichen Ernährung ist.

Dabei besteht Honig zu 80 Prozent aus Zucker. So werden die Hadza aus Low-Carb-Sicht ihrer Vorbildfunktion keineswegs gerecht. Ausgerechnet dieses als besonders problematisch geltende Carb mögen sie besonders gerne. Rund 70 Prozent ihrer Nahrung ist pflanzlich, viel davon sind Knollen, dazu Baobab, Beeren und Honig. Von Low Carb keine Spur.

## JÄGER- UND SAMMLERVÖLKER VERSPEISEN REICHLICH CARBS

Weitere Beispiele bestätigen den Carbhunger der auf der Nahrungssuche umherziehenden Ethnien.

Die tief im Amazonasdschungel weitgehend isoliert lebenden Matsé ernähren sich größtenteils noch übers Jagen und Sammeln. Basis sind auch für sie kohlenhydratreiche Nahrungsmittel, vor allem Knollen wie Maniok. Auch Kochbananen, die weit stärkereicher als die bei uns verbreitete süßere Version sind, werden von den Matsé viel gegessen.

Auch die im Nordwesten des Amazonas lebenden Maku-Indios haben Maniok als Ernährungsgrundlage jüngst erschlossen. An vier von fünf Tagen holen die Maku-Frauen die Unterbodenfrüchte aus der Erde des »Maniokgartens«. Im Schnitt trägt eine Frau 18,6 Kilogramm davon nach Hause. Dann folgt eine mühselige Verarbeitung in vielen Schritten. Täglich verbringt sie 4,8 Stunden damit, die Carbquelle zu einem Nahrungsmittel für Menschen zu machen. Größtenteils verbacken die Frauen das Maniokmehl zu Brot.

Wenn die Vorräte an dieser Kohlenhydratquelle aufgebraucht sind, sagen die Maku, sie hätten kein Essen mehr – auch wenn reichlich tierische Beute und Früchte auf den Verzehr warten.

Die australischen Aborigines lebten bis zur Besiedelung des Kontinents durch Europäer vor rund 200 Jahren als Jäger und Sammler. Auch sie hatten, neben der Jagdbeute, reichlich Carbs in ihrer Ernährung. Dazu gehörten beispielsweise stärkereiche Knollen, Wurzeln, Samen, wilde Hirse und Früchte. Die Aborigines backten aus stärkereichen Samen ein Buschbrot und verzehrten auch ein Palmenmark, das zuvor zwölf Stunden geröstet werden musste – und anschließend gestampft wurde.

Als Rückgrat ihrer Ernährung haben in Botswana die als Buschmenschen lebenden !Kung eine Baumfrucht: Mongongo. Das kohlenhydratreiche Fruchtfleisch wird zu Brei gekocht, die gerösteten Kerne sind reiche Fettspender. Die !Kung haben 85 essbare Pflanzenarten in ihrem Ernährungsrepertoire.

## DIE GEBURT DES PALÄOMYTHOS

Trotz dieser und zahlreicher weiterer Belege für einen umfänglichen Kohlenhydratkonsum von Jägern und Sammlern erschien 2000 in einer Fachzeitschrift, im bedeutenden *American Journal of Clinical Nutrition,* eine Studie, die ein genau gegenteiliges Bild zeichnete. Der US-Forscher Lauren Cordain und seine Mitstreiter kamen zu folgendem Schluss: Wenn die Umweltbedingungen es ermöglichten, würden Jäger und Sammler hohe Mengen tierischer Nahrungsmittel verzehren. Fast drei Viertel der untersuchten Kulturen würden 56 bis 65 Prozent ihrer Kalorien erjagen. Nur 14 Prozent würden über die Hälfte ihrer Nahrungsenergie über gesammelte Pflanzen beziehen. Der Beitrag von Kohlenhydraten liege allgemein nur bei 22 bis 40 Prozent.

Die Studie wurde zur wesentlichen Argumentationsgrundlage für die Paläo-Diät, die Steinzeiternährung, wie auch andere Low-Carb-Philosophien.

Low Carb ist damit scheinbar als unsere natürliche Ernährung geadelt. Es soll die Kost sein, an die wir uns während unserer Evolution biologisch angepasst haben. Hingegen würden die vielen Kohlenhydrate in unserer Nahrung heute die Entwicklung von Zivilisationskrankheiten wie Übergewicht, Diabetes und Herz-Kreislauf-Erkrankungen fördern.

Doch schon in der gleichen Ausgabe vom *American Journal of Clinical Nutrition* erschien ein Kommentar zu Cordains Artikel. Katharine Milton, Expertin für Ernährung im ökologischen Umfeld von Primaten (also auch von Schimpansen und Menschen), brachte stichhaltige Argumente vor, die bereits Methodik und Schlussfolgerung der Studie schwer erschütterten.

Basis für Cordains Untersuchung war ein von George Peter Murdock 1967 erstellter ethnografischer Atlas. Darin sind Berichte von über 1100 Gesellschaften gesammelt. Die aufgeführten Jäger- und Sammlerkulturen waren damals bereits größtenteils verschwunden. Ernährungsweise stand nicht im Fokus dieser Berichte, noch wurden dafür Daten zur Ernährungsweise systematisch erfasst. Vielmehr sollte in diesem Atlas ein erster Überblick der Kulturen von Welt zusammengetragen werden.

Die Berichte stammen zumeist von männlichen Ethnografen, wie die wissenschaftliche Kommentatorin Milton zu Recht einwendete. Die hätten sich oft nicht zu den Frauen gesellt, um mit ihnen Pflanzen zu sammeln und zu verarbeiten.

Dabei ist noch nicht einmal klar, ob diese ohnehin wackelige, wenn nicht viel zu unsichere Datenbasis zutreffend von Cordain ausgewertet wurde, um seine Low-Carb-Philosophie zu begründen. Bereits 1968, ein Jahr nach Erscheinen des ethnografischen Atlas, hatte ein anderer Forscher, Richard Lee, die Daten zur Basis seiner Auswertung gemacht – und kam zu einem vollständig anderen Ergebnis: Das Sammeln pflanzlicher Nahrungsmittel sei die Ernährungsgrundlage für die meisten Jäger- und Sammlergesellschaften. Das würde mit den gerade aufgeführten Ernährungsgewohnheiten von Jäger- und Sammlerkulturen in Einklang stehen, die systematisch erforscht wurden. Eine Schwerpunktverschiebung aufs Jagen gäbe es nur in den höheren Breitengraden, also Richtung Pol. Ein Einzugsbereich, der in Cordains Auswertung offenbar besonders viel Gewicht fand. Dort leben und jagen bekanntlich die Inuit, die oft als Vorbild für Low Carb gelten.

## INUIT: AUCH KEINE KRONZEUGEN FÜR LOW CARB

Zunächst: Die Inuit können keinesfalls, nicht einmal, wenn sie tatsächlich nur rohes Fleisch äßen, Zeugen dafür sein, dass die natürliche Ernährung des Menschen Low Carb ist. Schließlich hat sich der Mensch in Afrika entwickelt, hier hat er sich an das Nahrungsangebot biologisch angepasst. Hier hat er gelernt, mehr für sich aus der Nahrung herauszuholen, um einen weiteren Schub bei seiner Gehirnentwicklung zu ermöglichen. Vermutlich haben auch erst zuvor in weniger harschen Klimazonen entwickelte Fertigkeiten in Werkzeug- und Jagdwaffentechnik wie vielleicht auch eine Evolution in sozialer Kooperation die viel, viel spätere Kolonisation der Arktis ermöglicht. Hier kann also nicht nach der originalen Ernährungsweise des Menschen gesucht werden. Die Inuit könnten höchstens Zeuge dafür sein, dass Menschen auch mit viel tierischen Produkten und ganz wenig Kohlenhydraten gut und gesund leben können. Mehr nicht.

Es ist allerdings schon aus ökologischen Gründen fraglich, ob man die Inuiternährung – ohne Not – zum weltweiten Standard machen sollte. Bald acht Milliarden Menschen würden mit einem solchen Hunger auf tierische Proteine und tierisches Fett eine große ökologische Herausforderung bedeuten. Der Walfang wäre hier ein weiteres Problem. Für sich genommen ist die Inuiternährung als Anpassung an die dortigen Umweltbedingungen und Nahrungsressourcen vor Ort keine Bedrohung fürs Ökosystem – schon aufgrund der relativ geringen Bevölkerungsdichte. Am Rand der Arktis entwickelten sie eine erstaunliche Kultur und Überlebensweise, von der wir auch etwas für unsere Gesundheit lernen können – 1:1 übernehmen können wir diese Ernährungsweise nicht.

Wer versucht, mit Hering, T-Bone-Steak und Hack die Inuitdiät nachzuahmen, um gesundheitlich davon zu profitieren, liegt gleich in dreierlei Hinsicht falsch. Erst einmal ist die Inuiternährung nicht derart Low Carb, wie oft behauptet wird. Dann sind ihre tierischen Produkte ganz anders zusammengesetzt. Und schließlich haben sich die Inuit möglicherweise bereits entscheidend an ihre für Menschen außergewöhnliche Nahrung genetisch angepasst.

Bei der Abschätzung des Kohlenhydratanteils in der Inuiternährung wird oft die Studie von Kang-Jey Ho aus dem Jahr 1972 herangezogen. Danach beläuft sich dieser auf 15 bis 20 Prozent bei im Durchschnitt 3000 Kalorien (kcal) täglich.

Schon angesichts der hohen Kalorienmengen sind das mehr Carbs, als die Prozentzahl nahelegt. Die Mitte genommen, 17,5 Prozent, ergäbe 525 Kalorien von Kohlenhydraten. Das wären immerhin zwei Drittel des normalerweise angesetzten Bedarfs an Carbs – genug, um den durchschnittlichen Tageskonsum an Glucose fürs Gehirn zu decken, wenn es denn allein aus diesem Energiepool schlürfen würde.

Damit sind die Inuit weit davon entfernt, in eine Ketose zu rutschen, bei der das Gehirn statt auf Glucose vermehrt auf aus Fett gebildete Ketonkörper als Brennstoff setzt. Dieser Effekt setzt erst ein, wenn Erwachsene unter 50 Gramm Kohlenhydrate täglich essen. Entsprechend haben mehrere Studien belegt, dass ihr Energiestoffwechsel nicht im ketogenen Modus operiert.

Es mag überraschen, dass die Inuit in ihrer Eiswüste immer noch so viele Kohlenhydrate verzehrt haben sollen. Ho und sein Forscherteam erklären das mit dem im Fleisch enthaltenen Glycogen, der tierischen Stärke, die der pflanzlichen in seiner Struktur ähnlich ist. Die Muskeln speichern auf diese Weise Glucose für anstrengende Zeiten. Auch die Leber legt einen Vorrat an, den sie bei sinkendem Zuckerspiegel ins Blut abgibt.

Die Inuit essen mit großer Begeisterung Leber, wie auch die anderen Organe. Auch die Nieren enthalten noch einiges an Glycogen. Weiterhin verfolgen sie beim Kochen und Essen einen sehr vollwertigen Ansatz, verzehren fast das ganze Tier. Das hat auch spirituelle Gründe. Die Teile des Tieres zu guten Gerichten zuzubereiten, ohne etwas davon wegzuwerfen, nährt nach ihrer Vorstellung die Seele des verzehrten Tieres.

Wir verbinden heute – eine sehr neue Entwicklung – mit dem Begriff Fleisch vor allem abgehangenes Muskelfleisch, das

KEINE ACKERBAUERN: TROTZDEM REICHLICH CARBS

sich vielleicht auch noch zum Kurzbraten eignen soll, was früher nur mit ganz wenigen Partien möglich war. Mit T-Bone-Steak und Hackbraten ist eine Inuiternährung schon deshalb kaum nachzuahmen.

Zusätzlich verbleibt wahrscheinlich deutlich mehr Glycogen im Fleisch, das die Inuit verzehren. Die kühlen Temperaturen verringern den Abbau von Glycogen in der erlegten Beute. Hier, jenseits vom Dauerfrost, halbiert sich nach einer Studie der Gehalt in etwa vier Tagen. Die Inuit setzen ihre Beutetiere auch nicht tagelangem Stress vor der Schlachtung aus, der sonst zu einer starken Aktivierung der Glycogenreserven über Stresshormone führt.

Das Lieblingsfleisch der Inuit ist besonders. Denn sie jagen tauchende Säugetiere, Robben und Wale. Die müssen gerade dann, wenn sie körperliche Spitzenleistungen unter Wasser vollbringen, mit dem Sauerstoff der eingeschnappten Luft auskommen. Robben können über eine halbe Stunde abtauchen. Der Brennstoff, der eine längere Unterwasserjagd überhaupt erst möglich macht, ist wiederum die begehrte Glucose. Nur ihr kann in den ersten Abbauschritten Energie abgerungen werden, ohne ihr dafür Sauerstoffatome zu zahlen. Das ist zwar ein fürchterlich verschwenderischer Umgang mit dem Brennstoff, aber ermöglicht eben auch uns Menschen den kräftigen Kaltstart von Muskeln, wenn Herz-Kreislauf und Atmung noch nicht auf Touren sind – um die Muskeln mit genug Sauerstoff zu beliefern.

Ohne Sauerstoff sind nur fünf Prozent der in Glucose enthaltenen Energie aus dieser herauszulocken. Entsprechend muss die Robbe gigantische Mengen Glucose durchs System schleusen, um unter Wasser auf Beutejagd zu gehen. So enthält beispielsweise das Herz von Robben zwei- bis dreimal mehr Glycogen als bei anderen Tieren. Eine Untersuchung fand im sogenannten Blubber vom Pottwal einen hohen Kohlenhydratgehalt von 8 bis hin zu 30 Prozent. Blubber ist die äußere Speckschicht von Walen und Robben. Maktaaq, roher Walspeck, ist eine der Lieblingsspeisen der Inuit, quasi ein Grundnahrungsmittel. Er muss hauchdünn geschnitten sein. Dann zergeht er auf der Zunge und entfaltet einen blumig-nussigen Geschmack, der an Rosen und Mandeln erinnert.

Inuit essen demnach Fleisch mit einem viel höheren Glycogengehalt, als bei uns an der Fleischtheke im Angebot ist.

Eine weitere von den Inuit geschätzte Speise sind Muscheln. Auch diese enthalten für tierische Produkte teils beachtliche Mengen Kohlenhydrate. Austern, mit ihren fünf bis sechs Prozent, haben auch auffällig einen leicht süßlichen Geschmack – der vielleicht zu ihrem Ruf als Delikatesse beiträgt.

Die Inuit sind ein eindrückliches Beispiel, wie sich Mythen um eine Ernährungsweise bilden, die dann auch in der Wissenschaft Fuß fassen. Denn selbst pflanzliche Nahrung, ja auch pflanzliche Carbs hatten einen bedeutsamen Anteil im Essen der Überlebenskünstler am Polarkreis.

Viel Wissen um Inuitlebensmittel und die traditionelle Küche der Arktis hat die US-Amerikanerin Zona Spray schon vor Jahrzehnten zusammengetragen. Spray hat für ihre Forschungsarbeit gezielt ältere Inuitfrauen befragt, die noch viel traditionelles Wissen verinnerlicht haben, das in jüngeren Generationen längst verloren gegangen ist. Da es in der Kultur nicht üblich ist, über Ratschläge zu lehren, wurde sie oft eingeladen, dabei zu sein und mitzukochen.

Sie überliefert ein Bild einer hochentwickelten Küche, mit unzähligen Rezepten. Eher selten wird rohes Fleisch verzehrt, aber auch das gehört zum Repertoire. Im Sommer ist Holz der Brennstoff fürs Herdfeuer, sonst Tierfett, vor allem das Öl der Robben. Die arktische Fleischküche ist sogar vorbildlich schonend – Robbenstücke werden poschiert oder geschmort. Das direkte Grillen überm Feuer ist eher selten. Viel Fleisch und Fisch wird aber auch fermentiert oder an der arktischen Sommersonne im Wind getrocknet. Auf dem Menü stehen Walrossleberbrühe,

Lachs zur feinen Scheibe geschnitten, in ein junges Weidenblatt gewickelt und in Robbenöl gedippt – oder auch Akutuq, die vielleicht älteste Eiscreme der Welt. Um sie herzustellen, werden eine Dreiviertelstunde Rentierfett und Robbenöl mit den Händen bei gespreizten Fingern geschlagen. Dann kommen arktische Beeren dazu. Vor Ort ein Klassiker. Auch einer mit Carbs.

Laut Spray sind den Inuit fast 200 Nahrungspflanzen bekannt. Sprays kulinarische Entdeckungsreisen gingen vor allem zu den Iñupiat und Yupik in Alaska. Pflanzliche Nahrung ist dabei nicht auf die Sommersaison beschränkt. Im Sommer ist jedoch Erntezeit. Der reiche Ertrag wird dann meisterhaft konserviert, die niedrigen Temperaturen ermöglichen lange Lagerung. An den winterlichen Reiserouten werden unterirdische Depots angelegt, die eben auch pflanzliche Nahrung enthalten. Die Inuit schaffen sich so eigenhändig ihre Art USOs, während diese in anderen Klimazonen von der Natur den Menschen bereitgestellt werden.

An den nun nicht endenden Tagen wird in Eile gesammelt und konserviert. Der Sommer ist die Arbeitssaison für die Inuit. Mit speziellen Körben pflügen sie durch die Beerenbüsche, um die Minifrüchte nicht einzeln pflücken zu müssen. Die Blätter von Sourdock, einer arktischen Version vom Sauerampfer, und einer Weidenart werden geerntet und für die Vorratshaltung blanchiert – das Grüngemüse bleibt über Monate knackig.

Neben Beeren als nicht besonders konzentriertem Kohlenhydratspender gehören auch Knollen zum Ernteplan. Beispielsweise sind dies die USOs vom alpinen Süßklee. Mit einem Kohlenhydratgehalt von 22,6 Prozent – und sonst vor allem Wasser – lässt die Wildknolle unsere gezüchteten Kartoffeln beim Carbgehalt souverän hinter sich. Ideale Kopfnahrung. Ihre auffällig süße Note macht sie noch besonders beliebt. Auch für Grizzlybären ist die Knolle wichtige Nahrung.

Die Sammelarbeit, das unerquickliche Ausbuddeln von Knollen, haben die Inuit oft ausgelagert. Sie plündern die versteckten Vorräte der Wühlmäuse, die sich ebenfalls davon ernähren. Manche Hunde der Inuit sind darauf trainiert, diese Depots zu erschnüffeln. Das erspart den Inuit die schwierige Suche nach den Carbverstecken unter ihren Füßen. Das geraubte Mahl nennt sich treffenderweise Ugnarat Neqait – Mäusefutter. Eine weitere begehrte Knolle ist die sogenannte Yupik-Kartoffel, bei der ebenfalls oft auf die Sammelleistung der Mäuse zurückgegriffen wird.

Den Inuit ist es damit gelungen, das typische Verhältnis zwischen Mensch und Maus beim Kampf um die Kohlenhydrate umzukehren. Schließlich sind Mäuse der Schrecken eines jeden Besitzers einer Getreidekammer.

Somit ist der Ruf der Inuit als fast ausschließliche Fleischesser unzutreffend. Gerade der Anteil an tierischer Stärke und erst recht pflanzlicher Stärke dürfte stark unterschätzt worden sein.

Dennoch sind Kohlenhydrate für die Inuit die Energieform, bei der es am schwersten ist, das ganze Jahr ausreichende Mengen davon zu verzehren. An dieses Manko haben sie sich nachweislich bereits biologisch angepasst. Sie haben eine größere Leber und können damit auch mehr Glucose selbst synthetisieren. Eine biologische Anpassung, die noch einmal die zentrale Bedeutung der Kohlenhydrate belegt.

Inuit können auch das zwangsweise bei hohem Proteinkonsum vermehrt anfallende Ammoniak in größerem Umfang ausscheiden. Auch diese biologische Anpassung an die fleischlastige Kost fehlt anderen, die vielleicht mit Low Carb sympathisieren.

Hoher Proteinkonsum erzwingt auch hohen Fettkonsum. Sonst wirken die Proteinmengen toxisch. Auf Englisch nennt sich das Phänomen Rabbit Starvation. So mancher Pionier, der versucht hat, in der Wildnis mit mageren Kaninchen und anderen fettarmen Kleintieren zu überleben, ist daran elendig zugrunde gegangen. In vielen Teilen Afrikas, der Wiege der Menschheit, wäre eine derart fleischlastige Kost wie die der Inuit nicht möglich gewesen. Wild ist dort oft fettarm, auch der Fettgehalt im

Knochenmark kann saisonal sehr niedrig ausfallen. Nicht alle haben wie die !Kung ein reichliches Angebot an fetten Fruchtkernen, die hier einspringen können.

In der Arktis sind die Tiere hingegen ausgesprochen fett. Die Fettschicht unter der Haut brauchen sie schon zur Isolation – Energiesparen auf arktisch. Zudem ermöglicht nur Fett eine ausreichende Wärmebildung bei kalten Temperaturen.

Inuit müssen fettreich essen, in Anpassung an ihre oft lebensfeindlich kalte Umwelt. Allein schon gegen den Wärmeverlust durchs Atmen müssen sie kräftig anheizen, selbst wenn sie in ihrer Kleidung noch warm genug eingepackt sind. Dafür haben sie eine weitere genetische Veränderung, diesmal in ihrem Fettstoffwechsel. Diese hilft dabei, sich an Kälte und sehr fettreiche Ernährung anzupassen.

Es ist fraglich, ob Menschen in gemäßigten oder gar heißen Klimazonen sich im von Ho in seiner Studie von 1972 angegebenen Fettanteil von circa 50 Prozent bei den Inuit ein Vorbild nehmen können. Schließlich verfügen sie über eine andere Genausstattung und wir meist über eine Zentralheizung. Außerdem fällt die schwere körperliche Arbeit oft weg, die die Fettverbrennung erst richtig auf Touren bringt. Der ideale Energiemix dürfte unter diesen Bedingungen ein anderer sein. Die Inuit sind weder die Kronzeugen für Low Carb, als die sie oft herangezogen werden, noch kann es darum gehen, diese Ernährungsweise anderswo unter völlig anderen Lebensbedingungen möglichst getreu nachzuahmen. Hingegen kann ihr hoher Verzehr an Omega-3-Fettsäuren, der für eine ungewöhnliche Herz-Kreislauf-Gesundheit verantwortlich sein soll, durchaus Vorbild sein, zumal dazu auch die für den Gehirnaufbau so unersetzliche DHA gehört.

## JENSEITS VON GETREIDE & KNOLLE: DER MILKY WAY ZU DEN CARBS

Es gibt noch einen tierischen und auch äußerst beliebten Weg, um auf die nötigen Carbs fürs Gehirn zu kommen: umfänglicher Milchkonsum. Diese sensationelle Erfolgsgeschichte wird oft im Zusammenhang mit Carbs übersehen. Wenn über Milch konferiert wird, geht es meist ums Kalzium, das viele Fett, die Vitamine. Der Milchzucker, die Lactose, gilt eher als Problem. Wenn dieser in größeren Mengen unverdaut in den Dickdarm weitergereicht wird, kann er schnell zu Blähungen oder gar Durchfall führen.

Vor allem für nomadisch lebende Völker war diese mobile, aber zuverlässige Kohlenhydratquelle unersetzlich. Der enthaltene Milchzucker geht, sofern enzymatisch von Lactase aufgespalten, voll aufs Glucosekonto. Die eine Hälfte des Doppelzuckers Lactose ist schon Glucose, die andere, die Galactose, wird in der Leber blitzschnell in Glucose umgewandelt.

Ein 200-Milliliter-Glas Milch mit rund zehn Gramm Milchzucker mag vielleicht noch nicht als Einzahlung aufs Carbkonto sonderlich überzeugen. Aber echte Milchtrinkervölker operierten hier oft im Literbereich. Das Hirtenvolk der Massai aus Afrika trinkt pro Kopf etwa drei bis fünf Liter, womit das durchschnittliche Soll fürs Gehirn schon in etwa erfüllt ist.

Wir alle kommen mit einem aktiven Lactasegen zur Welt, darüber wird das Verdauungsenzym bereitgestellt, um den Milchzucker, die Lactose, in Glucose und Galactose aufzuspalten. Die Muttermilch ist artgerecht, angesichts des großen Gehirns mit etwa 7 Gramm pro 100 Milliliter besonders reich daran. Kuhmilch rangiert bei etwa 4,8 Gramm.

Bei anderen Säugetieren, wie auch den meisten Menschen, erlahmt das Lactasegen beim Aufwachsen zunehmend. Der Milchzucker aus der frischen Milch wird nicht mehr verdaut und wandert weiter zur Fermentation in den Dickdarm. Allerdings gibt es hier größere Ausnahmen: Bei vielen Menschen in Westafrika, Mittel- und Nordeuropa, Arabien und Nordwestindien bleibt das Gen auch im Erwachsenenalter angeschaltet. Allerdings gibt es da auch viele Abstufungen zwischen ganz oder gar nicht. Der geringste Anteil an Erwachsenen, die Lactose verdauen können, findet sich in Südostasien.

Somit haben wir, neben der Vervielfältigung der Amylasegene für die Stärkeverdauung erneut eine genetische Veränderung, die keinen Zweifel daran lässt, dass möglichst viel von diesem Nahrungskohlenhydrat als Glucose aus dem Verdauungstrakt geborgen werden soll. Und diese Genveränderung ist sogar unabhängig voneinander an vielen Orten der Welt entstanden. Der Wille unserer Biologie, mehr Carbs aus der Nahrung zu holen, ist damit erneut deutlich bekundet.

Zugleich zeigt das wieder einmal, wie sich die Art und Menge der verzehrten Kohlenhydrate auch in Veränderungen in den Genen widerspiegelt. Die Zahl der Amylasegenkopien zeichnet ein Bild vom ungefähren Stärkekonsum. Das auch im Erwachsenenalter aktive Lactasegen dokumentiert beachtlichen Milchkonsum. Ein Teil der Inuit hat hingegen die Fähigkeit verloren, den Doppelzucker Saccharose aufzuspalten, den Haushaltszucker. In den arktischen Beeren liegen Glucose und Fructose fast ausschließlich getrennt vor. Das alles unterstreicht erneut: Die vor etwa 300.000 Jahren eingetretene Vervielfachung des Amylasegens ist ein aussagekräftiger Beweis dafür, dass Stärke spätestens für den Homo sapiens Standardessen war, sehr wahrscheinlich in gekochter Form.

Allerdings haben auch viele Völker einen hohen Milchkonsum, die überwiegend ein im Erwachsenenalter stummes Lactasegen haben. Das gilt beispielsweise für die Reitervölker der eurasischen Steppe, die dort als Nomaden oder Halbnomaden ihr Carbauskommen suchten. Hier gibt es einen Trick, mit dem zumindest ein Teil des Milchzuckers als Glucose dem Gehirn zugutekommt:

die Fermentation, also die Produktion von Sauermilchprodukten. Die Milchsäurebakterien wollen auch an den Einzelzucker und bilden dafür ebenfalls spaltende Enzyme. Ein Service, den man sich nun einverleiben kann. In der asiatischen Steppe ist Kumys sehr begehrt. Das Sauermilchgetränk wird aus Stutenmilch hergestellt. Die ist ungewöhnlich reich an Milchzucker und bietet damit reichlich Material für die fermentierenden Milchsäurebakterien und deren Wachstum. Fraglos wird bei diesem mikrobiellen Vorverdauungsservice bereits ein Teil des Milchzuckers verbraucht. Dennoch enthält sie teils sogar deutlich mehr Lactose als Kuhmilch. Forscher fanden in aus Stutenmilch hergestelltem Kumys immer noch 45 bis 55 Gramm pro Liter – plus etwas prickelndem Alkohol. Ein Ex-Carb, das ebenfalls vom Gehirn verbrannt werden kann – aber mit allseits bekannten Nebenwirkungen. Die Kasachen und Kirgisen stürzten traditionell große Mengen Kumys ihre Kehlen herab. Bei den Mongolen ist die vergorene Stutenmilch Nationalgetränk und nennt sich Airag. Marco Polo berichtet, Kublai Khan, auch als chinesischer Kaiser der Mobilität nicht abgeneigt, habe für die Versorgung seines Hoflagers mit Kumys 10.000 Stuten gebraucht.

So konnte Milch in Gegenden, wo Ackerbau unmöglich war oder nur unsicher Ernte einbrachte, einen bedeutenden Teil der benötigten Kohlenhydrate liefern – mobil, täglich, wetterfest. Für nomadische Völker, ob in der eisigen Steppe Asiens oder mit Kamelmilch im Wüstensand Arabiens, war die Milch gerade unter entbehrungsreichen Umweltbedingungen oft Überlebensgarant.

In Europa gibt es ein deutliches Nord-Süd-Gefälle bei der Lactaseaktivität. Nach Nordeuropa ist der Ackerbau viel später gekommen, und selbst wenn er angekommen war, ist hier so manche Hoffnung auf eine reiche Getreideernte im Dauerregen untergegangen. Milchcarbs gaben hier eine Sicherheit.

Die Jakuten leben hoch oben im asiatischen Teil Russlands. Beim Vergleich der Amylasegenkopien hatten sie die wenigsten. Entsprechend wird dort kräftig auf Milch gesetzt. Eine wichtige

Kohlenhydratquelle ist aber auch stärkehaltiger Kiefernsplint. Der wird im Juni von jungen Bäumen geerntet, dann vermahlen und in den Kumys gegeben. Das gleiche Schicksal erleiden verschiedenste Knollen, die aus den Böden von seichten Seen oder Sümpfen geborgen werden und dann vermahlen den Kohlenhydratgehalt der Milch noch weiter hochtreiben. Zudem bezeichnen sich die Jakuten als Beerenliebhaber. Auch sie haben ihren Weg gefunden, um auf ihre Carbs zu kommen.

Viele Nomadenvölker haben außerdem mit Sesshaften gehandelt und Getreide erworben. Gerste konnte bei mehrmonatiger Rast in der passenden Region sogar selbst gesät und geerntet werden. Gerste braucht nur etwa zwei bis drei Monate Wachstumszeit.

In den unterschiedlichsten Umweltbedingungen ist es den Menschen gelungen, hochwertige Carbquellen zu erschließen. Diese Nahrungsmittel ermöglichten Tag für Tag, reichlich Carbs zu essen oder zu trinken. Es ist erstaunlich, wie ideenreich natürliche Ressourcen erschlossen wurden. Tiere wurden dazu gebracht, Milch, eigentlich Idealnahrung für den eigenen frisch geborenen Nachwuchs, für den Menschen zu produzieren, Wühlmausdepots wurden geplündert, versteckte Nährstofftresore der Pflanzen unter der Erde ausgegraben, Grassamen mit einer Feuersteinsichel geerntet, markhaltige Halme aufgeschlitzt, die Knollen von Wasserpflanzen herausgezupft, Früchte und stärkereiche Nussarten gesammelt, Bienenstaaten ausgeräuchert, Stärke von Baumstämmen gewonnen, Abwehrstoffe ausgelaugt und weggekocht. Auch Jäger und Sammler erschlossen sich tägliche Carbquellen, auch ganz ohne Ackerbau und Viehzucht.

Diese findige Kohlenhydraterschließung hat bisher nicht die Aufmerksamkeit bekommen, die ihr eigentlich zukommen müsste. So war es leicht, Anteil und Bedeutung klein zu halten, ja sogar schlechtzureden. Dabei ist auch die Carbjagd oft spektakulär. Ein Erfolg dabei war Voraussetzung dafür, dass eine Kultur sich überhaupt erst erfolgreich entwickeln konnte.

# CARBS: VEREHRT, HEISS BEGEHRT UND MÜHSELIG GEWONNEN

Die biologische Bedeutsamkeit einer Nahrungsmittelkategorie sollte sich auch in seinem Ansehen, der zugeordneten Rolle spiegeln. Instinktiv muss auch unsere Spezies Bescheid wissen, worauf es ankommt. Das ist für den langfristigen biologischen Erfolg schließlich unersetzlich. Sich Jahrhunderte oder gar Jahrtausende falsch zu ernähren, nach falschen Prämissen Nahrung zu suchen, zu verarbeiten und zu essen, kann kein Erfolgsrezept für eine evolutionäre Entwicklung sein.

In Russland und anderen slawischen Ländern werden Reisende mit Brot und Salz empfangen. Beschwerlich und lang, wie Reisen früher waren, ermöglichte die aus heutiger Sicht bescheidene Gabe erst ein körperliches wie auch seelisches Ankommen. Brot ist das, was man am meisten entbehrt, wenn es fehlt.

In Ostasien wird eine Mahlzeit teils sogar mit dem Verzehr des dort beliebtesten Kohlenhydrats gleichgesetzt: Ein chinesisches Schriftzeichen (fàn) steht für gekochten Reis oder auch eine Mahlzeit.

Die Maya bezeichneten sich als Maismenschen, so sehr sahen sie ihr Leben und Überleben mit der so reichlich carbproduzierenden Pflanze verbunden. Die Menominee in Nordamerika bezeichneten sich als Wildreismänner, nach ihrem kohlenhydratreichen Grundnahrungsmittel. Die Bemba in Sambia betrachteten nur ihre Hirse als wirkliche Nahrung, wie die britische Pionierin und Anthropologin Audrey Richards vor rund 100 Jahren notierte.

Carbs wurden als biologische Existenzsicherung verstanden, die wie kein anderes die biologischen Grundbedürfnisse stillt. Entsprechend dankte man den Göttern für diese Gabe. In der von atheistischem Denken dominierten DDR wurde der Beitrag der Carbs dagegen recht profan, aber entwaffnend klar als Sättigungsbeilage bezeichnet.

Egal wohin es einen in dieser Welt zieht, die lokalen Speisen sind nach einem unausgesprochenen Gesetz zusammengestellt. Zumindest in einer größeren Mahlzeit sind praktisch immer Carbs dabei. Fleisch oft nicht. Die Idee, in Rumpsteak und Brokkoli eine vollständige Mahlzeit zu erkennen, sich daran satt essen zu sollen, ist ein Novum, wie auch die Vorstellung, mit frischen Früchten oder gar Salat eine Mahlzeit bestreiten zu können.

Als ein minderwertiges Notessen für arme Menschen wurde Brot keinesfalls angesehen. Reiche aßen mehr Fleisch und weniger Carbs, aber Brot & Co. blieben selbstverständlich bedeutender Bestandteil in ihrer Ernährung. So wie auch jetzt der Carbanteil mit zunehmendem Wohlstand in Schwellenländern fällt – aber nicht ins Bodenlose.

## GETREIDE ALS GRUNDNAHRUNGSMITTEL: WEG UNFASSBARER MÜHSAL

Wenn Carbs ein großes Gesundheitsproblem wären oder auch nur unwichtiges Beiwerk, dann hätten die Menschen kulturübergreifend einen absurden Irrweg voller Mühen beschritten.

Schon Anbau und Ernte war nichts, was man sich freiwillig angetan hätte, wenn andere Nahrung genug gewesen wäre. Das Ausgraben von Knollen aus festem, von durstigen Wurzeln durchzogenen Boden ist harte Arbeit, staubig, dreckig und in vielen Gegenden muss das auch noch bei sengender Hitze durchgehalten werden. Ein Stück Boden in einen Acker umwandeln, die Erde aufbrechen, tief verwurzelte Büsche ausgraben, Findlinge an den Feldrand hieven, scheinbar endlos. Und damit ist erst die Voraussetzung geschaffen, etwas anzubauen, zu pflegen und schließlich zu ernten – Erfolg ist alles andere als garantiert. Aufs richtige Wetter konnte man nur hoffen.

Um ein Stück Boden für Pflanzen zu bereiten, die einen anschließend satt machen sollten, wurde ein Hilfsinstrument entwickelt, das zu dem Symbol für Fremdherrschaft, Unterdrückung und Ausbeutung auch für den Menschen werden sollte: das Joch. Das Zuggeschirr wurde dem Ochsen aufgesetzt, damit er mit seiner Muskelkraft den Boden umpflügte und für die nächste Saat vorbereitete. Eine unfreiwillige tierische Hilfe, die dem Menschen wenigstens einiges an Erleichterung verschaffte.

Mit einer erfolgreichen Ernte war es noch lange nicht getan. Das Getreide musste gedroschen werden. Oft folgten danach zahlreiche Schritte, um endlich die Spreu vom Weizen zu trennen. War das Getreide endlich gereinigt, wartete noch eine besondere Mühsal: In antiken Kulturen waren etwa 20 Prozent der Arbeitskraft mit dem Mahlen von Getreide gebunden. Die Erfindung der rotierenden Mühle war ein Befreiungsschlag. Bis vor Kurzem prägten Wind- und Wassermühlen das Landschaftsbild, sorgten sie doch für frisch gemahlenes Mehl in der Gegend. Mit der Aufgabe, Getreidekörner in Mehl zu verwandeln, waren derart viele Menschen befasst, dass der Name »Müller« heute noch der häufigste ist.

Laut der Lebensmittelhistorikerin Rachel Laudan sollen noch heute in abgelegenen Dörfern Mexikos Frauen täglich mindestens fünf auslaugende Stunden Mais mahlen. So lange braucht es etwa, um genug Mehl für eine fünf- oder sechsköpfige Familie am Mahlstein zu gewinnen. Diese hochanstrengende Arbeit wird meist im Knien ausgeführt und ist gewiss keine Wohltat für die Gelenke und den Rücken. Laudan hat es selbst ausprobiert und bezeugt: »Mahlen ist einsam, zu anstrengend, um ein Schwätzchen zu erlauben.«

Mit dem Reibstein »Mano« wird ein Portiönchen Mais über den Metate geschliffen. Nach sechs Durchgängen ist eine Handvoll feines Mehl bereitet. Also eines, von dem viel der enthaltenen Glucose in Richtung Gehirn wandern kann.

Viele Kulturen betrachteten Mahlen als Basis für Leben und Überleben. Gerade bei harten Getreiden wie Weizen oder Mais liegt das nahe, während Reis schon durch Kochen angenehm weich wird. Im mosaischen Gesetz der Bibel heißt es: »Man darf nicht die Handmühle oder den oberen Mühlstein als Pfand nehmen; denn dann nimmt man das Leben selbst als Pfand.«

Am Fundort Ohalo II waren die so wertvollen Mahlsteine Grabbeigabe. Offenbar wurde vor 23.000 Jahren geglaubt, dass sie auch im Leben danach noch gebraucht werden. Sehr passend wurde das Mahlwerkzeug unter den Kopf gelegt, womit Gewinnungsinstrument für Glucose und Topabnehmer Gehirn sich am nächsten waren.

Neben Getreide erforderten auch Knollen intensive Verarbeitung, wie etwa Maniok. Schafehüten war dagegen ein romantischer Job. Wenn es eine einfachere Alternative zum mühseligen Kohlenhydratkonsum gegeben hätte, wäre diese ganz gewiss vorgezogen worden.

Von den Bäumen mit den bunten Früchten auf den staubigen Boden gestoßen, musste nun für das wachsende Gehirn mit all den sich eröffnenden neuen Möglichkeiten schwer geschuftet werden. »Im Schweiße deines Angesichts sollst Du dein Brot essen« beschreibt sehr treffend, was nach dem vergleichsweise unbeschwerten Leben in den Bäumen nun bevorstand. Es hatte auch etwas von Abstieg, von Erniedrigung, nun dem staubigen oder matschigen Boden seine Nahrung abringen zu müssen – und danach den Körnern und Knollen.

Ohne biologischen Vorteil wären unsere Vorfahren diesen Frondienst nicht eingegangen. Ein biologischer Tauschhandel, der mit der Domestizierung von Knollen und vor allem Getreide

aus der noch mäßig erfolgreichen Spezies Mensch einen Über-
flieger machte. Zuvor versuchten in vielen Gegenden lediglich
versprengte Homo-sapiens-Grüppchen ihr Nahrungsglück. Mit
dem Aufstieg der Kohlenhydrate kam es zu einer Bevölkerungsexplosion und der Mensch expandierte über alle Kontinente bis
auf die Antarktis.

## CARBGESCHICHTE IST
## MENSCHHEITSGESCHICHTE

Die Erschließung der Kohlenhydrate ist eng mit der Geschichte
der Menschheit verbunden. Ohne ein sicheres Fundament von
Carbs konnte keine Kultur erfolgreich sein. Gerade die Stärke-
bomben waren und sind auch immer noch ein Politikum, Brokkoli und Feldsalat nicht. Fleisch ist auch ein Politikum, signa-
lisierte es oft Status oder gar Standeszugehörigkeit. Aber Carbs
prägten den Lauf der Geschichte weit mehr. Schauen wir uns einige prägnante Beispiele genauer an.

Der Fruchtbare Halbmond bot besonders günstige Bedingungen
für den Getreideanbau. Dieser erstreckt sich von der Levante über
den Süden Anatoliens, wo auch Göbekli Tepe mit seinen rund
7000 voragrarischen Werkzeugen zur Getreideverarbeitung liegt,
und das Zweistromland. Teils wird auch Ägypten dazugezählt.
    Der Nil tritt dort im Frühjahr mit seinem Wasser und äu-
ßerst fruchtbaren Schlamm über die Ufer – und verwandelt so
einen Streifen Land, mitten in der Wüste, zu einer Kornkammer
und zu einem Nährboden für eine der ältesten und beständigs-
ten Zivilisationen. Das Alte Ägypten lief auf Weizen. Hier wurde
gemahlen, Sauerteig geführt, Brot gebacken – aber auch Bier ge-
braut. Fast 3000 Jahre bestand diese Zivilisation. Keine schlechte
Erfolgsbilanz für eine Kultur, die sich laut Low Carb grundlegend
falsch ernährte.

Im Fruchtbaren Halbmond wurde Weizen domestiziert, gezüchtet und zur Grundlage der Zivilisation. Daraufhin kam es zu einer Bevölkerungsexplosion. Er war auch Zentrum einer ersten Globalisierung in der Bronzezeit, die vor 3200 Jahren ein Ende fand. Von Griechenland und Ägypten im Westen bis zum heutigen Afghanistan wurde intensiv gehandelt. Hier entstanden Reiche und gingen unter.

Generell gibt es im Entwicklungsverlauf von Kulturen meist eine Verschiebung von den Knollen als Carbquelle hin zu den Körnern. Mit der Weiterentwicklung bestreitet Getreide meist einen immer größeren Anteil bei den Carbs. Körner machen schneller satt. Das hat etwas mit dem strukturellen Aufbau der Stärke zu tun. Aus dem gleichen Quantum Getreidestärke kann mehr Glucose herausgelöst werden als aus anderen Carbquellen. Getreide enthält auch im Vergleich meist deutlich mehr Eiweiß. Das macht bei einer ärmlichen Ernährung auf Kohlenhydratbasis dann ebenfalls schneller satt. Wenn ein Steak zu den Kartoffeln mit auf den Teller kommt, ist dieser Faktor hingegen weniger bedeutend. Wer sich das nicht leisten konnte, musste recht viel Knolle verdrücken. Im Irland der 1840er-Jahre verschlangen Männer aus den ärmeren Bevölkerungsschichten geschätzt vier bis fünf Kilogramm Kartoffeln am Tag. Eine zeitgenössische Quelle spricht sogar von 14 englischen Pfund, also mehr als sechs Kilogramm.

Die weitgehende Umstellung von Knollen auf Getreide ermöglichte zwei Entwicklungen, ohne die die Menschheitsgeschichte, so wie wir sie kennen, nicht hätte stattfinden können. Erst mit einer großen Kornproduktion konnten Städte entstehen, aber auch die so viel Leid bringenden Feldzüge in fernere Regionen wurden dadurch möglich. Getreide eignet sich ideal für die Lagerung. Die Samen sind so aufgebaut, dass sie stürmische Zeiten und den Winter überdauern, damit sie schließlich unter günstigen Bedingungen sprießen können. Sie sind von Natur aus hochwertige

Konserven an Pflanzenenergie und weiteren Nährstoffen – und sie sind gleichzeitig potenziell Keim für neues Leben. Sie trocknen und sind danach sehr beständig. Hier ist alles aufs Notwendigste und Beste reduziert.

Wenn Mensch oder Pferd den Transport über weite Strecken übernehmen müssen, dann ist jedes Prozent weniger Wassergehalt Gold wert. Hingegen lassen sich USOS schlecht trocknen. Sie länger in die Sonne zu legen, ist oft gar keine gute Idee. Manche fangen an zu sprießen. Viele Knollen fahren dann ihren Turbo in der Giftstoffproduktion hoch. Aus der Erde gerissen, erwarten sie nun den Fressangriff, den sie giftig abwehren wollen. Eine der Funktionen von USOs ist auch, Wasser für die Pflanze zu speichern, als zuverlässige Notreserve unter der Erde. Entsprechend wenig Gefallen findet sie daran, nun durchtrocknen zu sollen. Wassergehalte von 70 oder gar 80 Prozent sind daher nicht ungewöhnlich. Bei Getreide sind es nach dem Trocknen deutlich unter 15 Prozent.

Getreide ließ sich daher in Zeiten von Lastpferden und Karren gut in großen Mengen in die Städte transportieren und in Silos speichern. Bei Bedarf wird die Naturkonserve gemahlen, wieder mit Wasser gemischt oder, wie zumeist bei Reis, ganz mit Wasser gekocht. Keine Stadt hätte mit einer Knollenwirtschaft ernährt und betrieben werden können. Nicht jede Getreideanbaukultur erschuf Städte, aber ohne ging es nicht. Städte gelten als Grundlage einer sich entwickelnden Zivilisation, Stichwortgeber für den Begriff ist »Civitas« aus dem Lateinischen, was Stadt oder Bürgerschaft bedeutet. Die unabhängige griechische Stadt, die selbstverwaltete Polis, Namensgeber für das Wort Politik, hätte es ohne Getreidecarbs nicht gegeben. Das reiche Erbe an Literatur, Theater, Philosophie, Wissenschaften wäre nie entstanden.

Getreide ermöglichte auch ferne Feldzüge. Aber selbst die Versorgung mit diesen transportablen Carbs war oft knifflig und kaum sicherzustellen. Ein Lastpferd konnte rund 100 Kilogramm

Getreide transportieren. Es verbrauchte davon allerdings selbst knapp fünf Kilo am Tag – und noch einmal so viel Heu. Der Marschradius war entsprechend eingeschränkt. Soldat und Pferd mussten sich die Kornladung teilen.

Zur erfolgreichen Kriegsführung war eine funktionierende Carblogistik unerlässlich. Der Historiker Jonathan Roth vermutet, dass der militärische Erfolg der Römer oft mehr auf Brot als auf Eisen beruhte. Denn auch in der Nahrungs- und vor allem Carblogistik erwiesen sich die Römer als hervorragend organisierte Praktiker. Die römischen Soldaten mahlten ihr Mehl eigenhändig mit einer mitgeführten Drehmühle. Sie formten aus dem Mehl einen Teig, ließen diesen aufgehen und backten ihn zu Brot. Die Legionäre wussten demnach nicht nur mit ihren Waffen, mit Gladius und Pilum umzugehen, sondern waren auch gekonnte Carbverarbeiter.

---

## (CARB-)RATIONEN RÖMISCHER SOLDATEN

Zwei sextarii Weizen war die Ration für jeden Soldaten am Tag, also 850 Gramm. Forscher schätzen, dass die am Ende auch rund 850 Gramm Brot ergaben – abzüglich herausgesiebter Kleie & Co., des zugesetzten Wassers, das nach dem Backen übrig blieb. Das wären dann knapp zwei Drittel ihrer täglich verzehrten Kalorien gewesen. Daneben enthielt die Ration 160 Gramm Fleisch, 27 Gramm Käse, 40 Gramm Olivenöl sowie 40 Gramm Salz – aus damaliger Sicht eine Kostbarkeit.

---

Für die hocheffiziente Armee der chinesischen Han-Dynastie war hingegen 300 Kilometer jenseits der Mauer Schluss. Weiter konnte sie ihre Armee in der oft öden Steppe nicht versorgen, wenn sie Strafaktionen für Raubzüge der Nomaden unternahm oder ihren Einflussbereich ausweiten wollte.

Die Nomaden der eurasischen Steppe hatten mit ihren mobilen Milchcarbs einen enormen militärischen und logistischen Vorteil. Einer der Gründe, der sie für sesshafte Völker schwer besiegbar und oft zum Schrecken machte. Sie konnten nicht nur viel schneller an einem unerwarteten Ort auftauchen. Ihre Pferde lieferten Carbs, statt sie zu verbrauchen. Auch Schafherden liefen in ihrem Tross oft mit.

Carbs spielten also auch bei Konflikten zwischen Völkern, aber auch innerhalb von Gesellschaften eine Schlüsselrolle. Dabei waren sie immer ein Politikum. Wegen steigender Brotpreise drohten Unruhen. Die Eliten versuchten der wachsenden armen Bevölkerung ertragreichere Carbpflanzen aufzuschwatzen, weil sie Hungeraufstände fürchteten.

Friedrich der Große ging bei seinen Bemühungen, seinen Untertanen die Kartoffel als Feldfrucht anzudienen, besonders rigoros vor. Er erteilte »Kartoffelbefehle«. Seine Verwaltung musste ihm gegenüber nachweisen, dass die Anbauflächen für den Erdapfel größer wurden. Friedrich mobilisierte für seine Knollenmission sogar Pastoren. Sie sollten von der Kanzel für dieses Nahrungsmittel aus der Neuen Welt werben, über dessen Vorzüge aufklären. Seine Verbündeten im Kampf gegen den offensichtlichen Widerwillen seiner getreideverwöhnten Untertanen verdienten sich in ihrem Einsatz einen Ruf als »Knollenprediger«.

In Südeuropa gab es den C4-Hammer Mais aus der Neuen Welt, ohne traditionelles Verarbeitungsverfahren: Maisgrieß – Polenta samt Pellagra, der fürchterlichen Mangelerkrankung.

In der Französischen Revolution ging es um Freiheit, Gleichheit, Brüderlichkeit – so lernen wir. Doch in den Straßen von Paris erschallte auch die Parole: »Brot oder Tod.«

Der gesellschaftliche Status, die Schicht- oder Standeszugehörigkeit, bestimmte oft, welche Carbs auf den Tisch kamen.
Mit vermeintlich edleren hob man sich von weiter unten ab. Die
wohlhabende Oberschicht des antiken Roms aß Weißbrot, die
gesellschaftliche Mitte ernährte sich von einer Art Vollkornbrot
und die Armen bekamen das bei den Reichen Ausgesiebte in ihr
Brot gemischt.

Es wird deutlich: Carbs haben eine zentrale Rolle im Leben
der Menschen eingenommen. Sie bestimmten sein Denken, seine
Bestrebungen und Mühen. Carbs prägten Geschichte des Menschen von der Urzeit bis heute. Kohlenhydrate wurden die Trieb-
feder seiner Kulturen und ermöglichten erst seine gehirnlastige
Biologie.

# STÄRKE: ENERGIE FÜRS GEHIRN

In Lehrbüchern steht, der Körper könne auch selbst genug Glucose bilden, über die sogenannte Gluconeogenese. Der Körper könne darüber eine mangelnde Zufuhr problemlos ausgleichen. Darauf wird auch gerne von Low-Carb-Befürwortern verwiesen. Es mag sein, dass er es »kann«. Aber er tut es im Regelfall nicht. Aus guten Gründen. Unser Ernährungsinstinkt und unser Sättigungssystem drängen uns vielmehr dazu, regelmäßig und umfänglich Carbs zu essen.

Wenn wir diesem Gebot nicht gehorchen, bekommen wir es zu spüren, Leistungsfähigkeit und Befinden schwächeln. Der Organismus muss uns schon aus Gründen der Selbsterhaltung unter dem Mangel leiden lassen, damit wir uns nicht angewöhnen, Mahlzeiten und Carbs zu überspringen.

Es gibt etliche Belege dafür, dass der Körper eine entstehende Glucoselücke nicht einfach mit gesteigerter Eigenproduktion füllt. Besonders eindrucksvoll wurde dies in einem Experiment nachgewiesen, das die potenziell folgenreiche Problematik aufzeigt – und unseren Bedarf an Carbs für eine gute Gehirnfunktion fulminant belegt.

Denn sonst leben wir buchstäblich von unserer Körpersubstanz. Struktureiweiße werden dann für die Brennstoffgewinnung fürs Gehirn verfeuert. Dies vermittelt das Stresshormon Cortisol, das dann noch über viele andere Wege die Gesundheit belastet. Geistige und körperliche Höhenflüge speisen sich daher aus vorausgegangenen Carbmahlzeiten.

# GLUCOSE, GEHIRNLEISTUNG UND GEFÜHLE

## GESTRESSTES GEHIRN: 10 MINUTEN VERBRENNEN CARBS VON 1,5 BRÖTCHEN

Das Experiment hat der Lübecker Forscher Achim Peters mit seinen Kollegen vorgenommen. Peters hat viel zur von ihm entwickelten Theorie vom Selfish Brain geforscht. Das egoistische Gehirn fordert gnadenlos seinen enormen Energie- und damit Glucosebedarf vom Körper ein. Für das Experiment haben die Lübecker Forscher junge, gesunde Männer rekrutiert, um sie während des Versuchs sozialem Stress auszusetzen, dem sogenannten Trier Social Stress Test. Dabei wurden sie in noch vertretbarem Maße, aber gezielt unter Druck gesetzt, ganz ähnlich wie in einer nicht glatt verlaufenden Prüfungssituation. Die Forscher wollten mit dem Experiment klären, ob solcherlei Stress den Glucosebedarf tatsächlich erhöht. Die jungen Probanden mussten sich einer Prüfungskommission zehn Minuten stellen. Zunächst sollten sie ihre persönlichen Stärken darlegen. Die Prüfer waren instruiert, möglichst unterkühlt zu reagieren. Mit strenger Miene machten sie sich zwischendurch Notizen. Dann mussten die Probanden von 2023 in 17er-Schritten zurückzählen. Unterlief ihnen dabei ein Fehler, mussten sie noch einmal von vorne beginnen.

Nach der zehnminütigen Prozedur wurden bei den Probanden stark erhöhte Werte an Stresshormonen nachgewiesen – obwohl den Teilnehmern bewusst war, dass es sich nur um eine gestellte Prüfungssituation handelte. Zudem zeigten sie Symptome von Glucosemangel im Gehirn. Sie hatten in der Stresssituation derart viel Glucose verbraucht, dass anschließend nicht mehr genug für eine reibungslose Basisfunktion übrig war – wohlgemerkt: es handelt sich um gesunde junge Männer! Dabei war ihr gemessener Blutzuckerspiegel sogar normal, und dennoch hatte ihr Gehirn nun zu wenig Glucose. Anzeichen dieser sogenannten Neuroglycopenie sind Konzentrationsstörungen bis hin zu Blackouts, verlangsamtes Denken, Sprachschwierigkeiten, verschwommenes Sehen, Schwindel, Schwächegefühl sowie Lethargie.

Erst durch den Genuss eines reichhaltigen Buffets verschwanden die Symptome der Unterzuckerung im Gehirn. Im Vergleich zu Teilnehmern, denen zuvor der gestellte Prüfungsstress erspart geblieben war, verzehrten sie im Schnitt 34 Gramm Glucose extra, das entspricht in etwa eineinhalb Brötchen. Damit verheizten sie in nur zehn Minuten sozialem Stress ein Sechstel des üblichen Tagesverzehrs von 200 Gramm. Glucosemengen, die sonst viele Stunden den Betrieb im Gehirn aufrechterhalten, waren nun in zehn Minuten verfeuert.

Einige Teilnehmer mussten nach der Prüfung mit einem anderen »Stärkungsmahl« vorliebnehmen: Statt reicher Auswahl am Buffet gab es Salat plus mageres Dressing. Bei ihnen hielten die Symptome der Neuroglycopenie weiter an.

Dieses Ergebnis macht deutlich, dass der Körper die Lücke an Glucose nicht durch Eigenproduktion schließt, selbst dann nicht, wenn das Gehirn offensichtlich leidet. Carbs aus der Nahrung sind die Lösung, ein Teller Pasta, eine Scheibe Brot, eine Portion Reis. Vielleicht muss es auch noch mehr sein. Darauf ist unsere Biologie eingerichtet – zu so einem Verhalten drängt sie uns. Erst damit dürfen wir uns richtig wohlfühlen. Wir brauchen regelmäßig Kohlenhydrate. Und wenn der Verbrauch steigt, beispielsweise stressbedingt, dann müssen wir auch mehr davon essen.

## CARBS UND GRIPS

Die geistige Leistung steigt und fällt messbar mit der Carbversorgung von außen. Nicht dramatisch, schließlich wären Menschen sonst in einer feindlichen Umwelt leichte Beute, wenn wir bei einer bereits zu lange zurückliegenden Carbmahlzeit nicht auf biologische Ausgleichmechanismen zurückgreifen könnten. Die Intelligenz bleibt, aber in dem Betriebsmodus ist spürbar Sand im Getriebe.

Das Gedächtnis funktioniert bei solidem Blutzuckerspiegel besser. Wie Studien bestätigen, können sich Schüler besser und länger im Unterricht konzentrieren, wenn sie gefrühstückt haben. Arbeitskräfte im Büro ebenso.

Defizite bei fehlender Carbversorgung betreffen vor allem komplexere Gehirnfunktionen.

---

### MENSCHEN HABEN WÄHREND EINER DIÄT PROBLEME BEI:

◇ Verhaltenssteuerung
◇ Anpassung an sich verändernde Situationen
◇ Entwicklung neuer Lösungsideen
◇ Erfolgskontrolle eigener Maßnahmen
◇ Optimierung von Strategien

---

Bei Routineaufgaben, wenn die richtige Lösung schon bekannt ist, zeigt sich hingegen keine Verschlechterung.

Bei Menschen auf Low-Carb-Diät kommt es nach einer Studie von D'Anci zusätzlich noch zu einer Schwächung des Übungseffekts. Wiederholungen von bestimmten Aufgaben führen normalerweise zu einem Übungseffekt. Im ersten Durchgang dauert eine Aufgabe länger, die nächsten Male geht es schneller. Unter Low Carb fiel der Übungseffekt aus, während eine Vergleichsgruppe, die nur allgemein Kalorien sparte, bei der Wiederholung der Aufgabe schneller wurde. Mit der Wiedereinführung von Carbs in der Low-Carb-Gruppe verschwand dieses Problem. Auch sie wurden nun schneller.

Auch die kognitiven Schwächen von Menschen unter kalorienreduzierter Diät lassen sich mit Carbgabe spontan heilen. Dies belegt die Glucose aus der Nahrung als entscheidendem Faktor, während erzwungene Eigenproduktion dem eigentlichen Bedarf hinterherhinkt.

Auch unter schlechter Energieversorgung kann sich das Gehirn Fakten noch gut merken, während das sogenannte episodische Gedächtnis schlechter funktioniert, also unsere Erinnerungen an Ereignisse und Erfahrungen. Wir brauchen das episodische Gedächtnis jedoch auch, um tagtäglich funktionieren zu können: Damit können wir bewusst auf Erfahrungen zurückgreifen und damit letztendlich erst fürs Leben lernen.

Studien haben einige Aufgaben fürs Gehirn als besonders Glucoseverbrauchend gezeigt. Dadurch kommt es auch schneller zur Erschöpfung dieser Ressource – woraufhin vermehrt Fehler gemacht werden.

Ganz typisch ist dies beim Verarbeiten von widersprüchlichen Reizen. In Versuchen wird dafür beispielsweise die Farbe Gelb mit roten Buchstaben geschrieben und die Farbe Rot in gelben Lettern. Dennoch sollen die beiden von den Probanden in die richtigen Kategorien eingeordnet werden. Wegen des hohen Glucoseverbrauchs bei solcherlei widersprüchlichen Reizen kommen die Probanden schließlich ins Schlingern.

Auch Selbstkontrolle braucht viel Energie. Durch ständiges Testen der eigenen Willenskraft wird mit jedem Mal Neinsagen Glucose verbraucht – und der Widerstandswille schließlich ausgehungert.

Intensives Nachdenken bedeutet, ein Stück weit Reize aus der Außenwelt auszublenden und im Kopf eine eigene Gedankenwelt zu schaffen. Der vorübergehende Aufbau einer solchen Parallelwelt verbraucht sehr viel Glucose. Wir benötigen viel Treibstoff, damit die Denkfiguren nicht evaporieren, weil Reize aus der Außenwelt die Aufmerksamkeit abziehen.

Abschweifende Gedanken könnten dabei raffiniertem Energiemanagement geschuldet sein. Es werden Phasen von niedrigem Glucoseverbrauch eingeschoben, damit die beteiligten Gehirnzellen wieder nachladen können.

Entscheidungen sind große Glucoseverbrenner. Auch dafür braucht es reichlich von der Spezialenergie. Eine Studie von Christopher Bean und Kollegen belegt, dass Arbeitskräfte, die viele Entscheidungen treffen müssen, einen größeren Bauchumfang haben als jene, die sonst bei allen anderen Beanspruchungs- und Stressfaktoren gleich eingespannt sind. Bei stark erhöhtem Glucoseverbrauch wird es schwerer, das geforderte Extra gesund hinzubekommen – gerade bei dem heute so ungesunden Carbangebot.

Bei stark glucoseverbrauchenden Aufgaben konnten Forscher auch zeigen, dass der Blutzuckerspiegel messbar absinkt. Bei Teilnehmern, bei denen dieser Ansaugeffekt ausbleibt, ist die Leistung während der Aufgaben schlechter und der Lerneffekt fällt geringer aus. Glucose ist im Kopf die Vorwärtsenergie.

Ist die Glucoseversorgung gerade dürftig, etwa durch zuvor starken Verbrauch, steigt die Neigung, Entscheidungen zu vertagen, sich vor anspruchsvollen Aufgaben zu drücken und auf Routinetätigkeiten auszuweichen.

Allerdings wäre es ein grobes Missverständnis, nun zu glauben, beim Blutzuckerspiegel gelte umso höher, desto besser – oder gar umso höher, desto schlauer. Ein überhöhter Blutzuckerspiegel beeinträchtigt die geistige Leistung hingegen stark. Dies kann schon vorübergehend durch zu schnelle Kohlenhydrate, wie eine heruntergestürzte Limonade, passieren, aber auch durch dauerhaft zu hohe Blutzuckerspiegel, etwa bei einer Diabeteserkrankung. Es geht vielmehr um eine optimale Versorgung mit Glucose über gesunde Kohlenhydrate aus der Nahrung. Das gilt umso mehr, wenn das Gehirn vermehrt mit energieaufwendigen Aufgaben befasst wird.

## EMOTIONEN VERBRAUCHEN ENERGIE

Es sind aber nicht nur die anspruchsvolleren geistigen Aufgaben, die im Gehirn viel Glucose verbrennen. Auch Emotionen, insbesondere verbunden mit Stresszuständen, verbrauchen jede Menge Energie. Oft kommt beides zusammen.

Bei der Lübecker Studie mit der simulierten Prüfungssituation überwiegt wohl deutlich der Glucoseverbrauch aufgrund von Emotionen. Die Befürchtung, von anderen negativ bewertet zu werden, die Situation nicht zu meistern, verbrennt in an sich kurzen zehn Minuten wohl den Löwenanteil der Extraglucose von 1,5 Brötchen.

Auch in einer anderen, noch fiktiveren Situation wiesen Forscher einen enormen emotionalen Glucoseverbrauch nach: beim Anschauen von Horrorfilmen. Allerdings ist hier der emotionale und glucosemäßige Preis sehr von der »Qualität« abhängig. Auf Platz Nummer eins schaffte es der Film *Shining* mit 184 Kalorien, das entspräche in etwa 46 Gramm Glucose. In rund zwei Stunden »Filmgenuss« wird also schon ein Drittel des normalen Tagesbedarfs des Gehirns, knapp ein Viertel des gesamten Tagesbedarfs, fällig. *The Texas Chain Saw Massacre* verbrennt, wenn man es bis zum Ende durchhält, immerhin noch die Entsprechung von 27 Gramm Glucose. Als Abnehmhilfe wird die Horrorstrategie im Regelfall jedoch nicht funktionieren. Einerseits sind gerade sehr hohe Verbräuche noch schwerer gesund zu decken. Und andererseits versuchen wir uns gerade bei Horrorfilmen oft mit Popcorn und Limo emotional zu stabilisieren.

Auch im echten Leben bestimmen Emotionen über den Verbrauch und Bedarf an Glucose wesentlich mit. Bei Stress ist das am offensichtlichsten, aber letztendlich wird bei jeder Gefühlsregung mehr verbraucht. Entsprechend ist die Beobachtung, dass gerade Carbs der Seele guttun können, biologisch gut begründet. Der emotionale Glucoseverbrauch wird von außen, aber auch von innen bestimmt. So ist der Bedarf nicht nur von unseren Erlebnissen, sondern auch wesentlich von unserer Psyche mit ihren Eigenheiten mitbestimmt.

Die ist wiederum auch von erblichen Faktoren beeinflusst. Der Neurotransmitter Serotonin entfaltet eine beruhigende, ausgleichende Wirkung auf unser Gefühlsleben. Es gibt jedoch verschiedene Varianten, die genetische Unterschiede im Serotoninspiegel begründen. Wer von beiden Eltern die kurze Genversion erbt, hat weniger Serotonin zur Verfügung und reagiert emotional intensiver – und hat damit ein entsprechend weniger entspanntes Verhältnis zu den Carbs, eine höhere Abhängigkeit vom beständigen Nachschub.

Auch gesellschaftlicher Status bestimmt wesentlich über die Serotoninbildung mit, weiter unten wird es weniger.

Glücklicherweise folgt auf verzehrte Carbs auch ein emotionaler Lohn. Es wird mehr Serotonin im Gehirn gebildet, was gelassener und zufriedener macht.

## GLÜCKCOSE

Aus Glucose kann *Glückcose* werden – und das nicht nur, wenn sie den Serotoninspiegel hebt. Wenn sie reichlich fließt, produzieren wir bessere Ergebnisse. Wir haben genug Energie, um uns auf eine neue Aufgabe zu freuen, statt sie aufzuschieben. Ein leichter Überschuss macht uns nachweislich großzügiger. Die bessere Selbstkontrolle vermindert unnötige Konflikte.

Glucose ist die Energie, der Lebensgeist der Nerven. Wenn es daran mangelt, kann es uns und unseren Nerven – hier entsteht unser Befinden und Empfinden – nicht gut gehen.

Es geht uns schlecht, wenn wir unterzuckert sind. Damit ist in diesem Fall keine Hypoglykämie, ein zu niedriger Blutzucker im medizinischen Sinne, gemeint, wie er bei Menschen mit Diabetes nach einer Überdosis Insulin vorkommen kann. Gemeint ist ein dürftiger Blutzuckerspiegel, so niedrig, dass es nicht mehr für eine reibungslose Gehirnfunktion und Wohlbefinden reicht. Oft hängen dann der innere wie auch der äußere Haussegen schief. Ein paar Carbs, ein Sandwich, sind dann eine Rettung, ja fast schon eine Erlösung – so angespannt fühlt sich das Leben ohne ausreichend Glucose an.

Dann ist da noch diese Gereiztheit. Im Englischen ist das so treffend mit dem geläufigen Begriff *hangry* zusammengefasst, hungrig *(hungry)* und verärgert *(angry)*. Ein Teller Nudeln kann bei so manchem Menschen geradezu eine positive Charakterveränderung auslösen. Erst mit Carbs im Bauch ist man wieder man selbst.

Längerfristiges Drosseln der Energiezufuhr und damit zwangsweise auch der Glucose fürs Gehirn ist für die Psyche noch viel schlimmer. Was in etwa zu erwarten ist, zeigte bereits gegen Ende des Zweiten Weltkriegs eine Studie an der Universität Minnesota. Die große Stärke dieses Experimentes ist, dass die Kalorienaufnahme der Versuchsteilnehmer eng kontrolliert wurde; es ging eben nicht wie sonst oft in Studien um Empfehlungen, die mehr oder minder erfolgreich von den einzelnen Probanden umgesetzt wurden. Das tägliche Kalorienlimit von 1600 war noch gnädig. Theoretisch hätte genug davon zum Gehirn geleitet werden können, auch Eiweiße für die Glucoseproduktion herangezogen werden können – ganz im Sinne der unter vielen Fachleuten verbreiteten Ansicht, die Gluconeogenese stelle stets genug Zucker zur Verfügung.

Doch die Teilnehmer gerieten während des 24-wöchigen Experiments zusehends in einen psychischen Ausnahmezustand. Sie zeigten sich depressiv, lethargisch und reizbar. Wiederholt kam es zu Wutanfällen. Dem Personal wurde geraten, die Versuchsteilnehmer möglichst nicht unnötig anzusprechen. Die ganze Gedankenwelt der Teilnehmer drehte sich ums Essen. Die Forscher diagnostizierten eine »Semi-Starvation Neurosis«, eine durch halbes Hungern ausgelöste Neurose. Dabei sind 1600 Kalorien täglich für Abnehmdiäten nicht einmal besonders streng.

Von einer guten Glucoseversorgung des Gehirns profitiert nicht »nur« das Individuum, sondern auch die Mitmenschen und die Gemeinschaft.

## GLUCOSE IM BLUT AKTIVIERT VERHALTENSPROGRAMME

Der Glucosestand im Blut ist möglicherweise auch zentrales Signal dafür, wie es allgemein um die Versorgungslage steht. Ist genug Nahrung vorhanden oder ist sie gegenwärtig knapp? Keine andere Frage entscheidet biologisch gesehen derart über Fortleben und auch Fortpflanzung. Entsprechend werden je nach Lage andere Verhaltensprogramme aktiviert. Solche Muster finden dann auch in anderen Lebensfeldern Anwendung.

So gehen Vögel nachweislich mehr Risiken bei der Nahrungssuche ein, wenn das Angebot knapper wird. Dann bietet mehr Wagemut einen Überlebensvorteil. Das geht für so manch Einzelnen nicht gut aus, aber insgesamt überleben mehr von der Art. Eine Verhaltensstrategie, die sich, biologisch gesehen, bewährt hat und damit an die Folgegenerationen weitergegeben wird. Hingegen wäre unnötiges Draufgängertum in üppigen Zeiten ein nutzloses prahlerisches Verhalten, das aussortiert wird.

An Hummeln konnte gezeigt werden, dass selbst ein ganz wenig Zuckerlösung, das für ihre Energiebilanz unbedeutend ist, schon ihr brummelndes Sammelverhalten verändert.

Entsprechend dürften gerade Menschen mit ihrem hohen Glucosebedarf für ihr großes Gehirn früh mit Verhaltensänderungen auf unterschiedliche (Glucose-)Versorgungslagen reagieren. Bei niedrigerem Blutzuckerspiegel sind Menschen ungeduldiger, bevorzugen in Experimenten eher einen kleineren, aber direkt verfügbaren Lohn als einen späteren größeren. Gibt es genug Glucose, handeln wir gelassener und vorausschauender. Dann teilen wir auch gerne das Verfügbare.

Mit der Trennung von süßem Geschmack und tatsächlich im Blut ankommender Süße kann der Verhaltensunterschied nachweislich noch deutlich auf die Spitze getrieben werden. Wird der Mund nur mit in Wasser gelöster Glucose gespült, diese aber nicht geschluckt, steigt die Ungeduld, das Verhalten von Versuchsteilnehmern wird weniger kooperativ und ist mehr auf den Moment fixiert.

Diese gereizte, ungeduldige Verhaltensaufstellung geht in der Biologie wahrscheinlich auf eine sehr lange Geschichte zurück. Wenn eine süße Topnahrungsquelle gefunden ist, beginnt das große, hastige Fressen. Denn in der freien Natur finden sich dann oft auch andere Interessenten ein. Schnelles Verschlingen und aggressive Aura helfen dabei, für sich einen größeren Anteil vom Nahrungsfund zu sichern. Normalerweise steigt dann bald der Blutzuckerspiegel – und man wird wieder ein konstruktives oder zumindest erträgliches Mitglied der Gemeinschaft. Bleibt es jedoch nur bei dem süßen Geschmack auf der Zunge, aber dieses süße Versprechen wird anschließend nicht erfüllt, nimmt dieses Hier-und-jetzt-und-ich-Verhalten noch weiter zu. Beide Süßsignale, das von der Zunge und das aus dem Blut, werden im Gehirn unterschiedlich wahrgenommen und verarbeitet, sie lösen nachweislich unterschiedliche Erregungsmuster im Gehirn aus.

Und der süße Geschmack allein macht Unruhe und Unzufriedenheit nur noch schlimmer.

---

## SÜSSSTOFFE MACHEN UNS GRANTIG

Süßstoffe versprechen wie auch die Mundspülung mit Glucoselösung reichen Nachschub an Glucose – ohne dieses Versprechen einlösen zu wollen. Regelmäßige Konsumenten davon sind ungeduldiger und geben tendenziell Geld lieber jetzt aus, als für später zu sparen.

---

Mit der Trennung von süßem Geschmack und bald steigendem Blutzuckerspiegel lernt das Sättigungssystem obendrein noch etwas sehr Unerfreuliches: Das süße Signal auf der Zunge kündigt einen Energiewert süßer Nahrung fürs Gehirn an, den es aber nicht wie gewohnt erfüllt. Bio-logischer Schluss: Es muss mehr davon gegessen werden. Das gleiche Quantum verspeister Zucker wird nun mit weit weniger Applaus im Gehirn begrüßt, wie Kernspinaufnahmen zeigen.

## »GLYCOPSYCHOLOGIE« UND GLUCOSE-VERTEILSTRATEGIEN

Die aufgeführten Erkenntnisse aus Studien sprechen sehr deutlich dafür, sich nicht allein auf die Gluconeogenese zu verlassen, sondern ausreichend Carbs für die Energieversorgung des Gehirns zu essen. Doch wenn man auf Basis des Lübecker Versuchs kalkuliert, wird schnell klar, dass man sich für längere, schwere Belastungssituationen so nicht ausreichend betanken kann. Hätte die gestellte Prüfungssituation statt zehn Minuten eine Stunde angehalten, würden rechnerisch aus anderthalb nunmehr neun Brötchen werden, die extra zu essen wären. Dabei dürften ähnliche Belastungen häufiger vorkommen – und teils auch noch viel größer ausfallen. Nun ist aber ein Plus von neun Brötchen nicht nur schwer zu verdrücken, so viel Nahrung kann auch nur schwer gesund verdaut und verstoffwechselt werden.

Das Gehirn muss sich daher noch einen großen Beitrag aus dem Körper holen. Da ist einmal das Glycogen aus der Leber, die dort zwischengespeicherte Nahrungsglucose. Doch in vielen Fällen reicht auch das noch nicht. An die Glycogenreserven der Muskeln kommt das Gehirn zwar nicht direkt heran, aber auch hier hat es seine Mittel. Es zwingt den Muskel zu Aktivität. Dabei ist vor allem das Stresshormon Adrenalin im Spiel. Zugleich klemmt das Stresshormon Cortisol den Glucosenachschub aus dem Blut für die Muskelzellen zumindest teilweise ab. Der Muskel greift zu seinen eigenen Glycogenreserven. Die werden nun großenteils nur bis zu Milchsäure abgebaut – und die gelangt nun ins Blut.

Die Milchsäure kann das Gehirn auch wunderbar aufnehmen und als Brennstoff verwenden. Sie kann zwar nicht alle Aufgaben der Glucose ersetzen, aber sie kann einen Teil übernehmen und so die Glucose für Aufgaben reservieren, bei denen sie unersetzlich ist. Einen Teil der Milchsäure fängt die Leber ab – und nutzt sie nun zur Gluconeogenese, zur Neubildung von Glucose. Von der Energiebilanz her betrachtet ist das absolute Verschwendung. Hier wird für einen sehr kleinen Zuschuss das Dreifache der Energie investiert. Das muss sich aber irgendwie rechnen. Dieser biologische Vorgang unterstreicht noch einmal, dass die Glucose für besondere Aufgaben gebraucht wird, mehr wert ist als die Summe der darin enthaltenen Kalorien.

Bei anspruchsvollem Sport verkehrt sich das Verhältnis. Dabei schöpfen die Muskeln verstärkt Glucose aus dem Blut ab, nehmen sich das Beste davon und leiten den Rest als Milchsäure in den Blutkreislauf zurück. Bei körperlicher Anstrengung muss sich das Gehirn verstärkt aus der nun zirkulierenden Milchsäure seine Energie holen, womit so manch höhere Funktion wie etwa das Lernen schlechter läuft. Deshalb kann es in der Sportarena leicht passieren, dass der Kopf nicht voll mitspielt.

In extremen psychischen Stresssituationen ist die Richtung in der Umverteilung klar. Das hungrige Anfordern des Gehirns an die Muskeln wird spürbar und manchmal sogar sichtbar. Bei einem schweren Schock etwa setzt auch Muskelzittern ein – was gemeinhin rein psychologisch gedeutet wird. Besser wäre es, solche Zustände auch mit dem plötzlich explodierten Energiebedarf des Gehirns zu verstehen, sozusagen *glycopsychologisch*.

Mit dem Muskelzittern wird reichlich Milchsäure gebildet und ins Blut abgegeben, damit sich das Gehirn daran stärken kann. Klingt die Aufregung schließlich ab, entsteht das Gefühl starker körperlicher Erschöpfung. Man möchte sich hinsetzen oder gar hinlegen. Die Energiedepots der Muskeln müssen wieder gefüllt werden.

Auch angespannte Schultern könnten so verstanden beim Konzentrieren energiedienlich sein, vielleicht auch das Wippen der Beine. Wenn man gleich etwas sagen will, fängt wie eine Ankündigung der Tisch an zu vibrieren. Das muss nicht der Grund sein. Aber so manches körperliche Verhalten ließe sich vielleicht glycopsychologisch erklären.

In intensiven Stressphasen führen große Mengen vom Stresshormon Cortisol zu einem starken Abbau von Muskeleiweiß, das dann in die Gluconeogenese eingeht. Wenn das Gehirn länger stark beansprucht ist, Unmengen Glucose nachfragt, geht das sehr zulasten des Körpers. Erholung könnte vor allem dazu dienen, vom Gehirn verbrauchte Reserven und Substanz wieder aufzubauen. Auch hier müsste Befinden und Verhalten dieser biologischen Raison dienen. Depressivere Stimmung, etwa die fehlende Freude nach Erreichen eines Ziels, könnte zu Untätigkeit führen, in der sich Energiespeicher aufladen, aber auch verlorene Eiweißstrukturen wieder aufgebaut werden können.

Nach reichlich Aufregung seine Ruhe haben wollen. Das Gefühl zu haben, dass einem alles zu viel ist, dass man einfach nur abschalten will. Das sind Auffassungen, die dazu dienen, Phasen geringeren Verbrauchs einzuläuten, um geplünderte Glycogenreserven wieder aufzubauen. So ist auch ein Sichdrücken, Aufschieben und Ablenkungsuchen vielleicht besser glycopsychologisch als rein psychologisch verstanden.

Den Verzehr von Kohlenhydraten als Ersatzbefriedigung anzusehen, als eine Schwäche, die es zu unterdrücken gilt, könnte demnach kaum ferner von der Wahrheit sein. Nur über kräftigen Nachschub bei den Carbs kann die Erholung wirklich eingeleitet werden. Dann können die Stresshormone heruntergefahren werden, weil nun die Energie fürs Gehirn zunehmend über die Nahrung kommt. Der Versorgungsmodus kann gewechselt werden. Zufriedenheit kann das System nur erlauben, wenn der biologischen Lebensaufgabe Nummer eins nachgekommen wurde: der Energieversorgung des Gehirns. Alles andere würde auf Dauer gesundheitliche Probleme bereiten. Essverhalten rein psychologisch verstehen zu wollen, führt in die Irre. Scheinbar wissenschaftlich begründete Durchhalteparolen, schließlich warte im Bauchspeck genug Energie auf ihren Einsatz, missachten unsere Bio-Logik, nach der wir ticken, ob wir es mögen oder nicht. Der nächste Spaghettiteller und der Griff zur Schokolade sollten vielmehr glycopsychologisch verstanden werden.

Auch wenn wir bei ausgeprägter psychischer Dauerbelastung die entstehende Versorgungslücke mit gesunden Nahrungskohlenhydraten nicht vollständig schließen, können wir damit gesundheitliche Folgen aber immerhin abfedern. Sie verbessern auch das Befinden und die geistige Funktion. Die eigentliche »Lösung« der

Versorgungskrise liegt jedoch weiterhin in der Psychologie. Der Bedarf an Glucose muss auf eine Größe zurückgehen, die gesund gemanagt werden kann.

Auch ein gelungener Erholungsurlaub ist noch einmal besser verstanden, wenn Glucose, Glycogen und Energiebedarf des Gehirns miteinbezogen werden. Weitgehend befreit von Anforderungen und Alltagssorgen, senken Herumdösen und Nichtstun den Glucosebedarf des Gehirns enorm. Das Stresssystem, das sonst Energie aus dem Körper anfordert, kann nun lockerlassen. Prozesse, die im Körper und im Gehirn zum Energiesparen zuvor heruntergefahren wurden, können nun vorangetrieben und nachgeholt werden. Das gilt gerade für jene, die kostbare Glycogenreserven als Treibstoff benötigen. So manches kann einem während eines Erholungsurlaubs klar werden, weil nun der Grundverbrauch abgesenkt ist und damit genug Energie für höhere Aufgaben übrig ist.

## GLUCOSE, NERVENZELLE UND FREUDIGE ERWARTUNG

Das große Ganze ist schon im mikroskopisch Kleinen angelegt. Jedes Neuron, jede Nervenzelle wartet gespannt darauf, angesprochen zu werden. Ein kleiner Funke reicht, und sie entfacht ein buntes Kommunikationsfeuerwerk. Es ist diese freudige Erwartungshaltung, für die Neuronen die meiste Energie verbrauchen. Sie leisten sich einen absurden Unterschied an Ionen, elektrisch geladenen Mineralatomen, innerhalb und außerhalb ihrer Zellmembran. Einem Natriumion innerhalb stehen 20 draußen gegenüber. Beim Kalium ist es umgekehrt: Auf 35 innen kommt eins außen. Würde die Zelle all ihre Bemühungen einstellen, dann würde sich dieses Verhältnis ausgleichen. Dagegen wälzt eine Pumpe in der Zellmembran ständig an, jagt die Ionen flussaufwärts.

Diese Ionenschieberei der Natrium-Kalium-Pumpe verbraucht im Gehirn bis zu zwei Drittel der Energie, der Glucose. Die Energie braucht sie nicht etwa, um aktiv zu werden, sondern um anschließend wieder in den Zustand der gespannten Ruhe zurückzukehren. Umso mehr die Nervenzellen angeregt werden, desto mehr Energie verbrauchen sie fürs Rebalancieren. Mangelt es ihnen an Energie, müssen sie dennoch mitfunken. Sie können sich kaum ausklinken. So geraten sie bei Energiemangel mehr und mehr in Schieflage. Dabei haben sie Schwierigkeiten, Signale stimmig zu verarbeiten, den Neurotransmitterfunk zu regulieren und im Ensemble kraftvoll mitzuagieren.

Die Neuronen werden dabei teils leichter erregbar, was den Verbrauch noch einmal steigert. Wenn endlich wieder Glucose angeliefert wird, kann die Nervenzelle diese zunächst nicht so gut verwerten. Nun braucht es ein größeres Energieangebot, um den Rückstand bei den Aufgaben abzuarbeiten. Späte Kohlenhydrate, also welche, die erst nach längerer unzureichender Versorgung ankommen, sind weniger wert und machen weniger satt. Wer vorher spart, muss nachher mehr nachliefern. Das Gehirn fordert ungehalten mehr Glucose, was zugleich den Fettaufbau im Körper fördert. Darin steckt schon die Anpassung, das Lernen aus der kleinen Energiekrise.

Schon die einzelne Nervenzelle ist gereizt und im Nervennetzwerk weniger kooperativ, wenn wir bei ihrer Glucoseversorgung nachlässig waren. Nur mit einem Extra lässt sie sich umstimmen und reagiert wieder freudig auf Ansprache.

## CARBBEDARF HEUTE GESTIEGEN

Wenn Nervenzellen angesprochen werden, müssen sie mitmachen, auch wenn es ihnen an Glucose mangelt und das Ionenverhältnis immer ungesünder entgleist. Ihre Aktivität bestimmt ihren Glucosebedarf.

Und mit Reizen, die zu einer vermehrten Aktivität Anlass geben, sind wir heute wie nie zuvor konfrontiert. Das gilt im Vergleich zu Menschen vor 200 oder 300 Jahren und noch viel mehr für die Jäger- und Sammlerexistenz, die für Homo sapiens so lange normal war. Wir lassen nunmehr kaum Möglichkeiten aus, unser Gehirn zum verstärkten Ansaugen von Glucose zu zwingen. Da ist einmal die oft intensive Kopfarbeit, auch die Notwendigkeit, sich ständig auf neue Situationen einzustellen. Jägern und Sammlern ging es da völlig anders. Sie kannten ihre Umwelt, die sie durchstreiften. Wissen und Traditionen, wie sie darin erfolgreich bestehen konnten, wurden über Generationen aufgebaut und weitergegeben. Es waren nicht ständig Entscheidungen zu treffen, welcher Berufsweg einzuschlagen ist, wo und wie man wohnt, welches Smartphone und welches Geburtstagsgeschenk zu kaufen ist. Möglicherweise folgenreiche Entscheidungen während einer beruflichen Aufgabe gab es auch nicht zu fällen. In den auf Kooperation geeichten Menschengrüppchen wurden Status oder gar Zugehörigkeit auch nicht immer wieder angefochten.

Heute sind wir zudem ständig einer hochprofessionellen Aufregungsindustrie ausgesetzt. Werbung, Öffentlichkeitsarbeit und Nachrichten tun alles dafür, uns emotional zu packen und möglichst nicht mehr loszulassen.

Mit Einbruch der Dunkelheit war früher Schluss, vielleicht noch ein bisschen Sitzen am Lagerfeuer, aber dann war Ruhezeit. Zwangsweise. Heute können wir nicht nur mit elektrischem Licht in die Nacht hineinleben und hineinarbeiten, wie wir wollen. Gerade abends flackern uns außerdem noch Monitore von Fernseher, Computer und Smartphone mit reichlich blauem Licht entgegen. Dies signalisiert dem Taktgeber in unserem Biorhythmus, dass Tag ist – und gestaltet den Stoffwechsel entsprechend lebhaft. Auch Kaffee, Knabberzeug und andere Reizmittel tragen weiter zum Dauerpush bei.

So jagt oft ein glucoseverbrauchender Reiz den nächsten. Leicht kann es dabei vorkommen, dass für höhere biologische Aufgaben im Gehirn nicht mehr genug Glucose und Glycogen übrig ist, schon wieder von der nächsten Reiz-Reaktions-Runde verbraucht wird. Das macht es schwer, die vielen Eindrücke sinnhaft einzuordnen, mit anderen Erfahrungen abzugleichen und daraus zu lernen.

So dürfte der Carbbedarf heute allgemein wesentlich höher sein als während der Altsteinzeit. Neben dem Zuwachs an Gehirnvolumen zählt auch die Intensität der Nutzung. Somit sind wir noch abhängiger von einer feinen Verarbeitung, haben aber genau diesen Pfad verlassen.

# WIESO ES AUSGERECHNET GLUCOSE SEIN MUSS

## GANZ AUF CARBS EINGESTELLT: WAS GEHIRNZELLEN WIRKLICH WOLLEN

Was ins Gehirn darf und soll und was nicht, ist eindeutig geregelt. Das bestimmt die Blut-Hirn-Schranke. Sie trennt streng Blut und empfindliche Gehirnzellen. Problemsubstanzen und Krankheitserreger sperrt dieser biologische Schutzwall aus. Wichtige Nährstoffe werden durchgewunken. Welche Energieform es sein soll, ist hier eindeutig. Glucose strömt durch die Blut-Hirn-Schranke, Fette als Energieträger bleiben draußen. Sofern Glucose im Angebot ist (normalerweise zirkulieren vier Gramm im gesamten Blutkreislauf), lebt das Gehirn fast ausschließlich davon, andere Energieformen nutzt es nur in Spuren.

Das ändert sich grundlegend im Hungerstoffwechsel, wenn kaum oder keine Kohlenhydrate verzehrt werden können. Dann bildet die Leber vermehrt Ketonkörper aus Fetten. Normalerweise findet sich davon sehr wenig im Blut. So kann Energie aus Fett nach ihrem Umbau in Notzeiten doch noch die Blut-Hirn-Schranke passieren. Das erfordert jedoch einen mehrtägigen Umstellungsprozess. Zugleich bildet der Körper bei mangelnder Zufuhr an Glucose ein unabdingbares Minimum fürs Gehirn, und zwar im Hungerstoffwechsel aus Baueiweiß von Muskeln und Bindegewebe. Doch sobald wieder Kohlenhydrate gegessen werden, wechselt das Gehirn wieder ganz zur Glucose zurück. Ein sehr deutliches Statement des Gehirns, womit es bitte schön versorgt werden will.

## GEFÄHRLICHES EXPERIMENT

Wird experimentell der Blutzuckerspiegel mit einer Überdosis Insulin abgesenkt, kommt es erst zum Abfall in der geistigen Leistungsfähigkeit, dann zu Sprachschwierigkeiten und Sehstörungen. Mit weiterem Absinken des Blutzuckerspiegels folgen Verwirrung und Delirium, schließlich Koma und Tod. Wird rechtzeitig eine Glucoselösung gespritzt oder werden Carbs gegessen, normalisiert sich schnell wieder die Gehirnfunktion. So extrem und direkt abhängig ist das Gehirn, sein Wohl und Wehe, vom steten Carbnachschub.

Es war oft lebensrettend, dass das Gehirn auch anders kann, in Krisenzeiten verstärkt auf Ketonkörper setzt. Doch die Umstellung braucht einige Tage. Und es ist eine Notlösung, als Überbrückung gedacht.

## GLUCOMANIE BEI HOCHLEISTUNG

Auf eine besondere Eigenschaft der Glucose haben es die Gehirnzellen abgesehen – eine, die Fett und Eiweiß nicht bieten können. Die ersten Abbauschritte in der Energiegewinnung aus der Glucose werden ohne Sauerstoff vollzogen. Gehirnzellen betreiben vorzugsweise diese Form der sogenannten Glycolyse, wenn sie aktiviert werden, wenn sie aus der Reserve gelockt werden. Dann wollen sie nur das erste Häppchen von der in der Glucose eingespannten Energie. Den Löwenanteil lassen sie liegen, stoßen ihn in Form von Milchsäure aus. Wenn sie Spitzenleistung vollbringen, nehmen sich die Neuronen nur die erste kleine Partie Edel-energie aus der Glucose, ganz ohne Sauerstoff, obwohl der auf seinen Einsatz wartet. Forscher sprechen hier von aerober Glycolyse. Im Ruhebetrieb verbrennen die Gehirnzellen hingegen ihre Glucose klaglos mit Sauerstoff von Anfang bis Ende, bis Wasser und Kohlendioxid übrig bleiben.

Gerade dann, wenn sie viel Energie brauchen, stellen sie scheinbar auf Verschwendung. Sie nehmen sich nur die ersten fünf Prozent der in der Glucose enthaltenen Energie, ganze zwei ATP. Den Rest nehmen sie gar nicht wahr – sondern greifen sich gierig das nächste frische Glucosemolekül. Ausgerechnet wenn sie auf Vollgas gehen, werden 95 Prozent der enthaltenen Energie ungenutzt ausgestoßen.

Damit bauen sich die Nervenzellen des Gehirns in den Flaschenhals mit ihrer Nur-Carbs-Politik noch einen weiteren Flaschenhals hinein – gerade wenn sie richtig in Bewegung kommen. Sie rauben der Glucose nur einen ersten Bissen und werfen diese dann weg. Damit stellen sie die Glucoseversorgung gleich doppelt auf die Probe.

Es ist nachgewiesen, dass dieser Prozess so abläuft. Aber warum, wird in der Wissenschaft noch diskutiert. Ein wahrscheinlicher Grund: Die Energie aus der Glycolyse steht 10- bis 100-mal schneller parat als die im Vergleich mit Sauerstoff gemächlich aus dem Glucoserest gewonnene Energie in den Mitochondrien, den Kraftwerken der Zelle. Vielleicht kann damit blitzschnell gedacht, können Informationen blitzschnell ausgetauscht werden.

Jeder Reiz, etwa wenn der Tastsinn stimuliert oder im Kopf gerechnet wird, führt im Gehirn zu so einer – energetisch gesehen – hochverschwenderischen Verarbeitungsreaktion in den dafür zuständigen Nervenzellnetzwerken. Je nach Aufgabe und Zahl der Beteiligten kann der Glucosebedarf dabei nicht ins Gewicht fallen oder aber zu einem starken Ansaugen von Glucose aus dem Blut führen. Vermittelt wird der Reiz über das Hormon Adrenalin. Da dies nicht durch die Blut-Hirn-Schranke durchschlüpfen darf, betätigt sich hier der Vagusnerv als Vermittler. Wird einer von beiden, Adrenalin oder Vagusnerv, ausgeschaltet, hören die Gehirnzellen mit ihrer aeroben Glycolyse, dem scheinbar verschwenderischen Umgang mit der Glucose, auf.

## GLUCOSE ERMÖGLICHT NERVENZELLEN SELBSTSCHUTZ IN DER ENERGIEVERBRENNUNG

Das ist aber noch lange nicht alles, was das Gehirn eben nur mit Glucose bewerkstelligen kann. Die Energieform wird auch noch über eine spezielle Abkürzung abgebaut, den sogenannten Pentose-Phosphat-Weg. Im Gehirn gehen mindestens fünf Prozent der Glucose diesen Weg. Dabei entsteht ein für den Zellstoffwechsel unersetzliches Zwischenprodukt, mit einer furchteinflößenden Bezeichnung, die aber in jeder Gesundheitsphilosophie einen zentralen Platz einnehmen sollte: Nicotinamidadenindinukleotidphosphat. Zum Glück gibt es das auch in Kurzform, etwas weniger sperrig: NADP(H). Das ist eine antioxidative Supermacht, die leider bisher viel zu wenig Beachtung findet. Wenn es um von freien Radikalen ausgelösten oxidativen Stress geht, werden als Gegenmittel vor allem Vitamin A, C und E, das Spurenelement Selen sowie sekundäre Pflanzenstoffe aus Rotwein und Früchten aufgeführt. NADPH bleibt jedoch fast immer außen vor. Dabei kann es andere Antioxidantien im großen Stil regenerieren, sodass diese wieder in den Einsatz geschickt werden können. Ohne NADPH kollabiert der antioxidative Schutz einer Zelle regelrecht. So steckt auch in der Scheibe Brot, in den darin enthaltenen Carbs ein äußerst wirkmächtiges Antioxidans in spe.

Die antioxidative Schutzfunktion von NADPH, aus Glucose und dem B-Vitamin Niacin hergestellt, ist im Gehirn aus einem weiteren Grund ganz besonders wichtig: Es stoppt die Oxidation von Dopamin. Dieser Stoff aktiviert den Gehirnstoffwechsel, wird kräftig im Belohnungszentrum ausgeschüttet und koordiniert Bewegungsabläufe. Bisher hat der Umstand wenig Aufmerksamkeit erfahren, dass auch einige Eiweißbausteine oxidieren können und dadurch zu aggressiven Substanzen mutieren, die umliegende Gewebe schädigen. Die Aminosäure Tyrosin ist da besonders gefährdet. Sie ist unersetzlicher Baustein vom Dopamin, aber auch für den Neurotransmitter Noradrenalin, der im Gehirn ebenfalls eine zentrale Rolle einnimmt.

Der Pentose-Phosphat-Weg, dieses Nebenflüsschen im Abbau der Glucose, macht auch erst möglich, dass die in diesem Zucker enthaltene Energie, wie auch die aus Fett und Eiweiß, erfolgreich und gesund von der Zelle gewonnen wird. NADPH fördert die Fettverbrennung, es ist an der Energiegewinnung in den Mitochondrien direkt beteiligt. Erst mit diesem Glucosefilius kann die enthaltene Energie voll ausgeschöpft werden. Wenn das mitspielende Zwischenprodukt droht, unschöne oxidative Kettenreaktionen auszulösen, stellt NADPH die vorgegebene Choreografie in der Energiegewinnung zusammen mit anderen Antioxidantien wieder her. Glucose macht gesunde Energiegewinnung über diesen Weg erst möglich.

Dieses Glucosederivat hat es aufgrund dieser und noch weiterer fabelhafter Wirkungen zu einem der vielversprechendsten Produkte der Anti-Aging-Forschung gemacht: hier als Nicotinamidmononucleotid mononucleotide, kurz NMN. So mancher Experte empfiehlt schon, diese Ex-Glucose zu schlucken.

Dabei kann man dieses Verjüngungsprodukt auch in zellulärer Eigenherstellung bilden. Dafür müssen zwei Stoffe ausreichend vorliegen: Glucose und Niacin. Für das B-Vitamin ist Getreide aber keine gute Quelle. Schlimmer noch: Einige Getreidearten sind regelrechte Niacinräuber, wie Mais und Sorghumhirse.

Bei NADPH wird erneut deutlich: Der Blutzucker sollte sich idealerweise auf einem mittleren, gesunden Niveau befinden. Sozusagen eine Euglycämie – nicht zu niedrig, dem Bedarf und Verbrauch entsprechend, aber eben auch nicht zu hoch. Denn wenn der Blutzuckerspiegel zu hoch steigt, wie das bei Diabetes der Fall ist, dann kehrt die Glucose ihre Heilwirkung um. Wegen ihrer hohen Wasserbindungsfähigkeit zieht sie nun zu viel Wasser aus den Zellen und bringt diese damit in Stoffwechselnot. Das vorhandene NADPH wird deaktiviert. Der antioxidative Selbstschutz der Zelle kommt zum Erliegen.

## DIE NETZHAUT IST BESONDERS GLUCOSEABHÄNGIG

Nirgendwo sonst im Körper wird so viel Energie verbrannt wie hinten im Auge, in der Schicht der Netzhaut, die das Licht empfängt. Hier kommt es oft recht frühzeitig zu Störungen im Energiemanagement. Typischerweise sinkt das verfügbare ATP, der Zellspiritus, im Laufe des Lebens in der Netzhaut um 70 Prozent. Auch in dieser Außenstelle des Gehirns, wo Nerven sich ans Licht geschlängelt haben und gelernt haben, Lichtphotonen aufzunehmen, zeigt ein undifferenziertes Zusammenzählen des Energieverbrauchs eine scheinbar absurde Verschwendung. Hier im kostenintensivsten Gewebeabschnitt des Körpers wird wieder voll auf die verschwenderische Verbrennung der Glucose ohne Sauerstoff gesetzt. Bei 80 Prozent der aufgenommenen Glucose werden nur die ersten Schritte abgebaut und der Rest als Milchsäure ausgestoßen. So werden auch wieder Unmengen Glucose angesogen und verbraucht.

Das gilt besonders für die hoch lichtempfindlichen Stäbchen, die fürs Schwarz-Weiß-Sehen zuständig sind. Schon bei einem leicht abfallenden Blutzuckerspiegel sinkt ihre Sehleistung messbar. Weniger Glucose bedeutet schlechteres Sehen im Dunkeln. Wird dieser Turboenergiegewinnungsweg ohne Sauerstoff experimentell mit einem Medikament gestoppt, sterben die Stäbchen bald ab.

Auch in der Netzhaut dürfte der Grund für die scheinbare Ineffizienz vor allem in der schnelleren Energiebereitstellung liegen. So können die eingehenden Lichtinformationen noch ein bisschen schneller verarbeitet werden. Selbstschutz bei dieser Energieexplosion könnte ein weiterer Grund sein, denn Glucose liefert auch Schutz und sogar Baustoffe für den Erholungsstoffwechsel. Mit der Freigabe von Energie für die Aktivität wird auch gleich ein Versprechen auf Regeneration abgegeben – damit sich die Zelle nicht selbst verbrennt.

NADPH schützt vor der prooxidativen Kraft des Lichts. Wenn die Photonen aufs Sehpurpur treffen, oxidiert dieses. Es muss dann wieder regeneriert werden, das vollbringt NADPH. Wenn hier ein Rückstand entsteht, entwickelt sich eine prooxidative Brutstätte, die dann schließlich die Retina schädigt.

Energiemangel ist der naheliegende Reiz, der dann die Blutgefäße in der Netzhaut zum Sprießen anregt, liefert doch das Blut Glucose und Sauerstoff. Ein übermäßiges Gefäßwachstum kann aber schließlich die Netzhaut an der Makula schädigen, den Punkt des schärfsten Sehens. Es gibt also allen Grund, die Augen optimal mit Glucose zu versorgen.

## GLYCOGEN: DIE WAHRE POWER

Glycogen ist mehr als die Summe der Glucosemoleküle, aus denen es aufgebaut ist. Glycogen ist nicht einfach »nur« die Speicherform der Glucose.

Leider verfügt das Gehirn über keine großen Reserven an Glycogen, der tierischen Stärke. Es kann die Glucose in dieser Form nicht umfänglich speichern, sodass es Blutzuckerdellen tapfer noch ein bisschen länger wegstecken könnte. Die geringen Mengen waren auch Grund, warum Glycogen im Gehirn lange keine Bedeutung zugemessen wurde. Doch das genaue Gegenteil ist der Fall.

Neben Glucose ist auch Glycogen schwer beteiligt, wenn Nervenzellen aktiviert sind. Hohe Aktivität und Stress verbrauchen nachweislich die Glycogenreserven. Das komplexe Glucosegebilde ist auch an der Reizübertragung an den Synapsen beteiligt.

Auch für die sogenannte Langzeitpotenzierung wird Glycogen gebraucht. Dabei kommt es zu einem anhaltend gesteigerten Informationsaustausch zwischen Nervenzellen. Ein Kommunikationsmuster verfestigt sich. Das ist elementar für Lernprozesse, eine Verminderung in der Langzeitpotenzierung gilt als möglicher Faktor in neurodegenerativen Erkrankungen. Bei der Verfestigung von Gedächtnisinhalten spielt Glycogen ebenfalls eine entscheidende Rolle. Glycogen ist demnach weit mehr als eine stille Reserve für Glucose.

Wenn die Glucoseversorgung zuletzt gut war und kein großer Stress dazwischengekommen ist, kann mehr Glucose zur Bildung des Glycogens verwendet werden. Nun ist genug Energie da, um diese großzügig in die Gedächtnisbildung zu investieren. Andere, dringendere Funktionen haben schon ihren Teil abbekommen. Die Basics sind abgedeckt. Viel Glycogen signalisiert zugleich, dass nun genug Energie für höhere Aufgaben vorhanden ist.

Dabei ist Glycogen doppelte Power. Es ist ein Glucosekonzentrat, ein prall gefülltes Stärkenugget. Außerdem ist die Aktivierungsenergie schon bezahlt, die ATP, die ansonsten von der Zelle ausgegeben werden muss, um die Glucose in die Verbrennung einschleusen zu dürfen. Bevor das Nehmen kommt, muss bei Glucose erst mal ATP gegeben werden. Ein Tarif, der bei der im Glycogengebilde eingebauten Glucose schon bezahlt ist. Jede Einheit liefert so 50 Prozent mehr Energie für die Glycolyse.

Die ohnehin schnellere Energieform, die Glucose, ist nun noch einmal kräftig angereichert. Das macht üppige Glycogenreserven in Muskeln für Sportler besonders interessant. Im Gehirn könnte dies das Glycogen zum Raketentreibstoff für höhere Aufgaben machen, der fortwährend schnell aufgebaut und bald wieder gezündet wird.

Eine Entdeckung der schwedischen Forscherin Edin Byman ist in diesem speziellen Zusammenhang geradezu spektakulär. Das für die menschliche Carbevolution so bedeutende Genplus, die vervielfachte Amylase, mischt offenbar auch oben in den Nervenzellen entscheidend mit. Auch hier ist nun seine Aktivität nachgewiesen. In Mund und Darm zerlegt die Genvervielfachung größere Mengen pflanzliche Stärke aus der Nahrung. Im Gehirn beschleunigt es offenbar die Zerlegung des Glycogens, der tierischen Stärke, wenn die Energie daraus blitzschnell freigesetzt werden soll. Die Turboamylase sorgt für ein beschleunigtes Durchzünden des Raketentreibstoffs. Die Amylase lauert in den Nervenzellen direkt in der Nähe der Stärkenuggets – und wartet auf den Zündungsbefehl.

Byman konnte auch zeigen, dass Menschen mit besonders vielen Kopien des Amylasegens über ein besseres episodisches Gedächtnis verfügen, ein Aufgabenbereich, der auch schon dem Blutzucker zugesprochen wird. Beim episodischen Gedächtnis geht es nicht um die Fähigkeit, sich Fakten merken zu können, sondern um Erinnerungen an persönlich Erlebtes.

Menschen mit hoher Zahl an Amylasegenkopien haben ein um 38 Prozent verringertes Risiko, an Alzheimer zu erkranken.

Schon länger ist bekannt: Im Anfangsstadium einer Alzheimererkrankung ist in bestimmten Gehirnregionen bereits eine deutlich eingeschränkte Energieverwertung nachweisbar. Dieser Energiemangel ist offenbar wesentlich an den Symptomen beteiligt.

Denn auch mit bestimmten Medikamenten kann ein solcher regionaler Energiemangel erzeugt werden – zusammen mit Symptomen wie bei Alzheimer. Mit Absetzen des Medikaments verschwinden die Auffälligkeiten in der experimentellen Anwendung. Eine Störung bei der Bereitstellung und Verwertung der Energie könnte bedeutender Faktor bei dieser nervenzerstörenden Erkrankung sein.

Byman hat in ihren Untersuchungen nachgewiesen: Bei der Alzheimererkrankung ist kaum noch Amylase in den Nervenzellen vorhanden, aber auch die Glycogenspeicher sind deutlich verringert. Damit fehlt die nötige Energie für die Gedächtnisbildung.

Zusätzlich hat die schwedische Forscherin noch in einem Experiment untersucht, was passiert, wenn die Amylase, der Turbolader in den Nervenzellen, mit Beta-Amyloid in Kontakt kommt. Typischerweise kommt es bei einer Alzheimer-Demenz zu massiven Ablagerungen davon im Gehirn. Tatsächlich ließ das schädliche Beta-Amyloid den Amylasegehalt kollabieren. Der alzheimertypische Problemstoff stellte sogar die Glycogenspeicherung auf Stopp.

Mit einem Wirkstoff, der die Amylase hemmt, verändert sich auch messbar die Kommunikation zwischen den Nervenzellen an den Synapsen, wie Byman und ihr Team mit bahnbrechenden Untersuchungsergebnissen nachweisen konnten. So wichtig ist die Carbenergieform Glycogen für eine gesunde Gehirnfunktion – und seine schnelle Durchzündung, ermöglicht durch Amylase.

> ## GLYCOGEN: DIE POWERENERGIE UNERSETZLICH FÜR:
>
> ◇ Gedächtnis
> ◇ Nervenkommunikation
> ◇ verjüngende Zellteilung
> ◇ Erlaubnis für die Fettverbrennung
> ◇ Fortpflanzung
> ◇ starke Immunantwort (Sofortreaktion & Anti-tumor)
> ◇ Kaltstart und Maximalleistung der Muskeln

Noch etwas macht Glucose zu einem besonderen Thema bei Alzheimer: Sie wird für die Bildung des Nervenüberträgerstoffs Acetylcholin gebraucht. Dieser ist ebenfalls für die Gedächtnisbildung unersetzlich. Ein Mangel an Acetylcholin schädigt die für seine Bildung zuständigen Nerven selbst, die bei Alzheimer besonders betroffen sind. Oft verschriebene Medikamente gegen die Symptome der Demenzerkrankung erhöhen die Verfügbarkeit des Nervenüberträgerstoffs.

Glucose ist über viele Wege nicht nur für die Hirnfunktion von jetzt und heute wichtig, sondern auch von übermorgen. Es ist der Universalstoff des Gehirns. Er spendet Energie, ermöglicht Funktion und Aufbau von Überträgerstoffen, bildet den Megaschutzstoff NADPH und liefert Baustoffe für die Nervenzellen.

Glücklicherweise kann der Körper kürzere und auch längere Glucosekrisen leidlich überbrücken. Auf Dauer ist eine Unterversorgung gesundheitsschädlich. Wir brauchen sogar mehr als die Minimalversorgung mit Carbs, wie das von satter Versorgung abhängige Glycogen beweist.

# AUSGEFEILTE BIOLOGISCHE CARB-ESSKONTROLLE

Die Abhängigkeit unseres Gehirns von regelmäßiger und großzügiger Glucoseversorgung wird auch dadurch belegt, dass an etlichen Stellen im Körper Überwachungsstationen eingerichtet sind, die unsere Glucoseaufnahme übers Essen kontrollieren.

Das beginnt schon auf der Zunge mit dem Test auf Verdaulichkeit der Stärke. Gibt sie Zucker frei, werden wir mit süßlichem Geschmack belohnt. Wie eine Studie von Paul Breslin gerade entdeckt hat, schmecken wir hier nicht nur süß, sondern es gibt auch einen Rezeptor speziell für die Glucose, den Zucker, der das Gehirn mit Energie versorgt. Täuschungsversuche nur mit süßem Geschmack, aber ohne Glucose, wie etwa mit kalorienfreien Süßstoffen, sind damit hinfällig.

Auch im Darm messen Rezeptoren den Glucosegehalt im Nahrungsbrei und melden den neusten Stand nach oben ans Gehirn. Ist viel Glucose dabei, wird das als Sättigung verstanden. Auch der Magen bekommt nun das Signal, seinen Inhalt langsamer freizusetzen. So halten Mahlzeit und Glucosenachschub länger vor.

Der Hypothalamus im Gehirn, zentrales Zentrum der Stoffwechselregulation, misst ständig den Glucosegehalt im Blut. Sackt dieser ab, schüttet er Orexin aus. Dies macht hungrig und hellwach. Wir gehen auf Nahrungssuche, öffnen wie fremdgesteuert den Kühlschrank oder fahnden nach verwaisten Keksen.

Und das sind noch lange nicht alle Stationen und Regelkreise im Organismus, die den Glucoseversorgungsstand überwachen – und entsprechend den Appetit regulieren.

## AMYLASEBILDUNG ALS STRESSMARKER

Wenn wir gestresst sind, bilden wir mehr Amylase. Der Körper weiß, was er jetzt braucht: mehr Glucose, die von dem Verdauungsenzym aufgeschlossen wird. Die Wissenschaft benutzt die Amylasemessung im Speichel seit Langem als zuverlässigen Marker, um die Stressreaktion bei Studienteilnehmern zu messen.

# BLUTZUCKERABSTÜRZE BEGRÜNDEN KALORIENGIER

Wie humorlos dieses Glucoseüberwachungssystem auf Blutzuckerabstürze reagiert, eben weil es um die Glucoseversorgung des Gehirns geht, zeigt eine 2021 veröffentlichte Studie, die in der Welt des Kalorienzählens einen kataklystischen Schock hätte auslösen müssen.

Dabei bezieht diese Studien ihre Daten aus dem gegenwärtig größten Forschungsprojekt zur Ernährung: genannt PREDICT, was für Personalised REsponses to DIetary Composition Trial steht. Über 1000 Teilnehmer wurden dafür wissenschaftlich intensiv bei ihren Ernährungsgewohnheiten begleitet. Daten zu mehr als 8000 Frühstücken und insgesamt 70.000 Mahlzeiten wurden dabei erhoben. Zugleich trugen die Teilnehmer ein Gerät, das immer wieder ihren Blutzucker maß.

Jene Teilnehmer, deren Blutzucker in den zwei bis vier Stunden nach einer Mahlzeit am tiefsten fiel, verspürten nicht nur mehr Hunger und aßen wieder früher, sondern verdrückten über den Tag erstaunliche 312 Kalorien mehr. Nimmt man die übliche Kalorien-Einfachformel ernst und blendet Ausgleichsmechanismen des Körpers aus, wären das – rein theoretisch – 113.880 Kalorien extra pro Jahr, die 19 zusätzliche Kilogramm Fettgewebe ausfüllen könnten.

Der Blutzuckerspiegel ist eine entscheidende, wenn nicht die bedeutendste Größe überhaupt. Er bestimmt nicht nur darüber mit, wie gut wir unser geistiges Leistungspotenzial ausschöpfen können und wie wir uns fühlen. Der Verlauf der Blutzuckerkurve hat auch wesentlichen Einfluss auf die körperliche Gesundheit und unsere Figur. Die große Herausforderung liegt darin, die Energieversorgung des Gehirns gesund zu gestalten. Über das Erzwingen von viel Eigenproduktion der Glucose, viel Gluconeogenese, kann dieser Weg nicht verlaufen. Es braucht auch reichlich – gesunde! – Carbs auf dem Teller.

# GLUCOSE: UNIVERSAL-LEBENSSTOFF FÜR UNSERE GESUNDHEIT

Glucose wird für Funktion und Gesundheit des Gehirns gebraucht. Glucose ist für viele Stoffwechselprozesse unersetzlich – auch jenseits ihres Gehalts an Spezialenergie.

## WEITERE GLUCOSEABHÄNGIGE ORGANE:

◇ Muskeln
◇ Herzmuskel (1/5 Energiebedarf)
◇ Nieren
◇ rote Blutkörperchen
◇ Netzhaut
◇ Immunsystem
◇ Darm

Wird der Organismus auf Low-Carb-Diät gesetzt, wird der planmäßige Ablauf gestört. Zudem müssen Ausgleichsmechanismen hochgefahren werden, die auf Dauer Schäden anrichten können. Dann steckt auch noch allerhand Risikopotenzial in Nahrungsmitteln, die nun alternativ zu den Carbs in großen Mengen verzehrt werden. Somit ist nicht überraschend, dass eine Low-Carb-Ernährungsweise in epidemiologischen Studien besorgniserregend schlecht für die Gesundheit abgeschnitten hat.

# BEDEUTUNG VON CARBS FÜR STOFFWECHSEL UND ORGANISMUS

## CORTISOL: LEBEN VON DER SUBSTANZ STATT VON CARBS

Sinkt der Blutzuckerspiegel zu weit ab, steigt das Stresshormon Cortisol hoch. Wer Low Carb isst, hat allgemein höhere Cortisolspiegel. Cortisol holt Eiweiß aus Muskel und Bindegewebe, damit dieses dann in die Eigenproduktion von Glucose eingespeist wird. Cortisol hemmt auch die Aufnahme von Glucose in die Muskeln, sodass mehr von dem Stoff fürs Gehirn übrig bleibt. Cortisol verteilt Glucose nach oben.

Es ist völlig normal und gesund, dass sich dieses Hormon an der Bereitstellung des Blutzuckers beteiligt. Denn wir schütten das Hormon nicht nur bei Stress aus, sondern auch fortwährend, aber mit einer typischen Kurve über den Tagesverlauf. Der Gipfel ist in den frühen Morgenstunden, um dann bald in eine entschlossene Talfahrt überzugehen. Dieser Biorhythmus bedeutet: Vormittags wird derart viel Cortisol produziert, dass es viel zum Blutzucker beisteuert, ganz natürlicherweise. Deshalb sind Blutzuckerkrisen zu dieser Zeit seltener und daher ist es leichter, auf ein Frühstück zu verzichten als auf ein Mittagessen oder gar ein Abendbrot.

Kommt zu wenig Glucose aus Carbs über die Nahrung, muss das Cortisol samt Eigenproduktion zur Überbrückung hochgefahren werden. Wiederholt sich dieser Vorgang immer wieder, wird weit mehr Körpersubstanz verfeuert als erneut aufgebaut.

Wenig überraschend: Eine Studienauswertung von Aline Adam-Perrot zeigt einen Verlust an Muskelsubstanz unter Low Carb. Zudem bekommen die Muskeln auch noch weniger Glucose ab.

Cortisol betreibt auch noch eine Umverteilung beim Körperfett, aus der Peripherie ins Zentrum. Das als Risikomarker für die Gesundheit geltende innere Bauchfett entsteht auf diese Weise. Biologisch gesehen ergibt das Sinn, denn daraus können schneller Ketonkörper für ein unter Glucoseunterversorgung leidendes Gehirn gebildet werden – als zumindest leidliche Ergänzung.

Die Haut verliert durch viel Cortisol einen Teil ihrer fetten Unterfütterung, während selbst die Bindegewebsfasern zerlegt und fürs hungrige Gehirn verheizt werden.

Fürs Gehirn sind dauerhaft erhöhte Spiegel an Cortisol sehr schädlich. Es hemmt Lernprozesse und fördert degenerative Prozesse.

Die größte Gefahr geht jedoch von der Belastung für die Gefäße aus. Für die sind Welle um Welle Stresshormone reinstes Gift. Entsprechend schnellt das Risiko fürs Herz hoch.

So wird beim Thema Stress dieser wichtige Auslöser und Antreiber meist ausgespart: die schlechte Glucoseversorgung des Gehirns. Aus guten Gründen empfinden wir hingegen den Verzehr von Kohlenhydraten als entspannend. Das Stresssystem kann nun loslassen.

## INSULIN: MEHR ALS NUR EIN BLUTZUCKERKONTROLLEUR

Bei andauernder Kohlenhydratflaute bildet der Körper von einem Hormon viel zu viel, dem Cortisol, von einem anderen zu wenig, dem Insulin.

Viele Low-Carb-Befürworter werden dieser Aussage überhaupt nicht zustimmen mögen. Sie beschuldigen dieses Hormon, ein entscheidender Treiber in der globalen Übergewichts-

und Diabetesepidemie zu sein. Schließlich fördert das Hormon den Fettaufbau.

Fraglos besteht folgender Zusammenhang: Werden die Carbs drastisch reduziert, geht auch die Insulinausschüttung zurück. Die Glucose im Blut ist der wichtigste Reiz für die Bauchspeicheldrüse, das Hormon auszuschütten. Insulin verhindert, dass der Blutzuckerspiegel ungesunde Höhen erreicht. Es treibt die Glucose in die Muskelzellen und in die Fettzellen.

Doch auch wenn die Kritik an einer heute viel zu hohen Insulinausschüttung richtig und wichtig ist, dann muss das gesunde Maß noch lange nicht so weit unten wie möglich zu finden sein. Denn Insulin erfüllt für die Gesundheit unersetzliche Funktionen.

Einmal hilft es, nach Anstrengung verbrauchte Speicher wieder aufzufüllen. Bei Menschen mit dem weit selteneren Diabetes vom Typ 1 sind die insulinproduzierenden Zellen in der Bauchspeicheldrüse zerstört. Die Betroffenen magern ab, egal wie viel sie essen.

Bedeutend ist auch, dass Insulin nicht nur die Glucose in die Zellen treibt, sondern auch dessen weiteren Aufbau zum genialen Supersprit Glycogen fördert.

Zugleich geht es um weit mehr als die Wiederbefüllung mit Energie. Insulin schleust Proteine und – besonders interessant – das Mineral Kalium in die Zellen. Dies steigert die Proteinbiosynthese und wirkt Entzündungsprozessen entgegen. Kalium könnte man als Anti-Aging-Mineral bezeichnen. Gemüse ist eine gute Quelle dafür. Doch die Herausforderung ist, Kalium in die Zelle zu bekommen. Insulin hilft dabei.

Insulin ist zudem wesentlicher Antreiber bei Wachstumsprozessen, eben nicht nur von Fettzellen, sondern auch von Muskeln. Dabei arbeitet der Organismus nach einer Aufgabenhierarchie: Bei wenig Energie im Angebot ist diese für den Erhaltungsstoffwechsel reserviert. Wachstum kann da allenfalls begrenzt geleistet werden. Nun spiegelt das Maß der Insulinausschüttung die

Versorgungslage. Wird viel gebildet, herrscht gerade Energieüberschuss, der nun großzügig in Wachstum und Muskelaufbau investiert werden kann.

Eine streng ketogene Ernährung wird seit Jahrzehnten bei Kindern mit Epilepsie angewandt, wenn Medikamente die Anfälle nicht ausreichend stoppen können. Der strikte Entzug von Kohlenhydraten dämpft die Aktivität im Gehirn und ist sehr erfolgreich. Allerdings bleiben die Kinder während der Diät teils im Wachstum zurück. Ein Grund dafür ist der Insulinmangel, weil die Carbs in der Ernährung fehlen.

Auch im Erwachsenenalter, wenn das Längenwachstum abgeschlossen ist, hat die wachstumsförderliche Wirkung von Insulin noch viel positive Wirkung. Sie unterstützt die Regeneration, den Wiederaufbau von Gewebe, baut Muskeln auf und fördert zudem im Gehirn entscheidend das Wachstum von neuen Nervenverbindungen, die Neuroplastizität, die wir fürs Lernen so sehr brauchen. So leitet Insulin vom Erhaltungs- zum Entfaltungsstoffwechsel über.

Eine aktuelle Studie von Akihito Kuboki konnte nachweisen: Insulin wird für die Reifung neuer Neuronen zur Geruchswahrnehmung in der Nase gebraucht, wenn diese verletzte Neuronen ersetzen müssen. Fehlt das »Dickmachhormon« ganz, bleibt der Geruchssinn beeinträchtigt.

Fraglos sind wir heute mit dem Wachstumspush durch Insulin deutlich überversorgt, gerade Erwachsene. Eben weil der Glucosestoffwechsel heute schlecht funktioniert, muss viel mehr Insulin ausgeschüttet werden, um den Blutzucker auf ein gesundheitlich vertretbares Niveau abzusenken. Es gibt Hinweise darauf, dass die heutige Insulinflut auch das Wachstum von Tumoren fördert und so das Krebsrisiko erhöht. Das gesunde Maß liegt, wie in vielen anderen Fällen, auch beim Insulin in der Mitte. Ständig überhöht ist ungesund, aber eben auch zu niedrig, wie es bei strengem Low Carb eintritt.

Dass der Organismus durchaus nach Insulin verlangt, zeigt eine Studie von Melissa Stouffer: Es verstärkt das von Dopamin ausgelöste Belohnungsgefühl im Gehirn.

## FORTPFLANZUNG BRAUCHT CARBENERGIE

Wenn Wachstum eine Investition ist, die man sich nur mit entsprechenden Reserven in der Hinterhand leisten kann, dann gilt das für die Fortpflanzung erst recht.

Junge Frauen brauchen 16 Kilogramm Körperfett, um einen gesunden Fruchtbarkeitszyklus aufrechterhalten zu können.

Carbs helfen, solche Fettreserven anzulegen – nicht nur durch ihren eigenen Kaloriengehalt, sondern auch indem die Carbs die Ausschüttung von Insulin fördern, das wiederum die Fetteinlagerung fördert.

Fortpflanzung war schon immer von der Energiefrage bestimmt. Laut Fachliteratur enthält eine einzige Eizelle 300.000 oder gar 500.000 Mitochondrien, also jene Kraftwerke, die mithilfe von Sauerstoff alle Energie aus Fetten, Eiweißen und Carbs herausholen. Eine Skelettmuskelzelle muss dagegen bei ihrer Arbeit mit etwa 3500 Mitochondrien auskommen.

Weniger Mitochondrien in der Eizelle senken deutlich die Chance auf Fortpflanzung. Es mag genug Energie im Körper vorhanden sein, vielleicht auch vor Ort. Aber ohne ausreichend Mitochondrien kann diese nicht freigesetzt und genutzt werden. Damit die Kraftwerke der Zelle heil bleiben, nicht im Hagel der freien Radikale untergehen, braucht es genug Schutzstoffe, Antioxidantien. In der Schlüsselposition ist hier das aus Glucose hergestellte NADPH, das wir schon kennengelernt haben. Besonders interessant ist hier zudem die Ferulasäure, die reichlich im Carb Getreide steckt. Diese ist nicht nur ein wirksames Antioxidans, sie aktiviert auch das Treiberenzym für die Neubildung von Mitochondrien.

Auf ihrem Zug zur Eizelle stärken sich die Spermien mit Fructose.

In den Keimdrüsen lauert ein alter Bekannter: das »Verdauungsenzym« Alpha-Amylase. Hier könnte es zum schnellen Durchzünden des Supercarbs Glycogen für eine erfolgreiche Fortpflanzung gebraucht werden.

Dann muss über die gesamte Schwangerschaft der werdende Nachwuchs über den Blutzucker kontinuierlich mitgefüttert werden. Bei der Schwangeren entsteht eine messbare Insulinresistenz. Die Glucose wird von ihren nun nach mehr Ruhe verlangenden Muskeln in die Gebärmutter umgeleitet. Denn sonst könnte schon ein einmaliger dramatischer Abfall im Blutzucker zu einer Fehlgeburt führen.

Nach der Geburt geht es hoffentlich mit dem Carbboom weiter. Die mütterlichen Brustdrüsen verbrauchen 70 Gramm Glucose am Tag, um den Säugling mit der gesunden Süße zu stillen. Damit das nicht ewig so weitergeht, bilden die Brustdrüsen auch Amylase und geben sie an die Milch ab. Auf diese Weise kann ein Babybrei bald zur Entlastung beitragen. Denn zunächst bilden Babys die Amylase noch nicht selbst.

So wirken sich Versorgungsengpässe bei Kalorien und Carbs recht bald auf die Fruchtbarkeit aus. Da ist es dann nicht überraschend, dass es in der zuvor besprochenen Göttinger Rohkoststudie bei so vielen Frauen zu Zyklusstörungen kam. Im rohen Zustand kann die in den Carbs enthaltene Stärke nicht ausreichend genutzt werden.

Während des Experiments mit den 1600 Kalorien an der Universität in Minnesota berichteten viele von den jungen Männern von einem Libidoverlust. Biologisch ist das nur konsequent. Schließlich ergibt die Investition in den Nachwuchs nur dann Sinn, wenn Aussicht auf ein ausreichendes Nahrungsangebot in der kritischen Phase besteht.

Und das geht offenbar schon viel früher auf subtile Weise los. Forscher um Li-Lin Rao konnten in einer Studie zeigen: Schon bei einem niedrigeren Blutzuckerspiegel werden Flirtsignale weniger wahrgenommen.

## CARBS ALS REGULATOREN DER LEBENSGESCHWINDIGKEIT

Mit Kohlenhydraten können wir auch unseren Stoffwechsel manipulieren, um uns mit Extrapfunden auf magere Zeiten vorzubereiten. Aus heutiger Sicht im Nahrungsüberfluss erscheint dies absurd, aber in Zeiten von Nahrungsunsicherheit bietet dies einen entscheidenden Überlebensvorteil. Wer in üppigen Erntezeiten des Spätsommers mehr Carbs in Körperfett umwandeln konnte, hatte bessere Chancen, sich durch den kargen Winter zu kämpfen.

Besonders wirksam ist hier die Fructose. In größeren Mengen, etwa aus Honig oder überreifen Früchten, führt sie zur Insulinresistenz. Das blutzuckersenkende Hormon ist an den Muskelzellen nicht mehr so wirksam, sodass der Körper mehr davon bilden muss, um einen gesunden Glucosespiegel zu erreichen. Über diesen Masttrick wandert viel Energie in die Fettdepots. Leider wenden wir diesen Trick heute – wider Willen und wider unserer Gesundheit – ständig an.

Über diesen Mechanismus lässt sich aber auch die Chance auf einen Fortpflanzungserfolg erhöhen, sofern die Versorgung mit Nahrung allgemein eher unsicher ist. Mit viel süßen Carbs und Insulin treten Pubertät und Geschlechtsreife früher ein. So kann das Nachwuchszeugen vorverlegt werden. In einer unsicheren Umwelt, in der instinktiv ein früher Tod befürchtet wird, kann das eine erfolgreiche Strategie sein. Allerdings ist die von übermäßig Insulin angeheizte Wachstumsqualität nicht so gut wie eine geduldig gereifte. Außerdem verkürzt die mit ungesunden Nahrungsmitteln erzeugte Insulinresistenz die Lebenszeit. Von großen Mengen Insulin getrieben ist das Leben ein kürzeres und schnelleres. Mit der Geschlechtsreife, der Keimbahnreifung, werden auch die körpereigenen Schutzvorrichtungen gegen oxidativen Stress heruntergefahren, womit heimlich schon Alterungsprozesse angestoßen werden. So konnte früher unter instabilen Umweltbedingungen mit intensivem Honigschlecken ein vorgezogener Generationswechsel eingeläutet werden.

Das Fruchtbarkeitsfenster wird dabei nicht verlängert, eher verkürzt – aber eben vorgezogen. Überhöhte Insulinspiegel begünstigten bald die Entwicklung von Zysten in den Eierstöcken, was die weibliche Fruchtbarkeit deutlich senkt.

Viele Anti-Aging-Forscher und Low-Carb-Befürworter setzen darauf, die Insulinaktivität und das dafür verantwortliche Gen so weit wie möglich zum Schweigen zu bringen. Denn es ist gelungen, das Leben von etlichen Spezies deutlich mit strenger Kalorienrestriktion zu verlängern, darunter Würmer, Mäuse und Affen. Bekommt der Organismus wenig Nahrung, dann fällt der Insulinspiegel. Über diesen Weg soll nun auch das Leben von Menschen verlängert werden.

Der naheliegende Haken dieser Methode: Sie ist schwer durchzuhalten. Dem Gehirn droht ein »glycopsychischer« Ausnahmezustand. Was in etwa zu erwarten ist, selbst bei moderater Kalorieneinsparung, zeigt das von diesen Experimenten zur Lebensverlängerung an den verschiedenen Tierarten mitinspirierte Forschungsprojekt Biosphäre 2. Mit im Schnitt 1784 Kalorien die ersten sechs Monate in ihrem abgekapselten Ökosystem und um die 2000 den Rest der Zeit lagen die Teilnehmenden weit über der Kalorieneinschränkung, die für die enorme Lebensverlängerung in Tierexperimenten erforderlich war. Nach zwei Jahren entstieg eine äußerst ungehaltene Besatzung.

Aus biologischen Gründen kann der Organismus so ein Essverhalten nicht tolerieren. Dafür ist eine ausreichende Energieversorgung viel zu wichtig. Fraglos bessern sich viele Gesundheitsmarker unter solch einer Minuskost, auch unter dem heute viel besprochenen intermittierenden Fasten. Aber ob sich das in mehr gesunde und vor allem auch glückliche Lebensjahre übersetzt, ist fraglich.

Worauf zielt unsere Biologie und die anderer Spezies ab, wenn deutlich unter Soll Kalorien verzehrt werden und wir diesen Zustand nicht durch intensivierte Nahrungssuche ändern können? In dieser Situation wird ein uraltes Überlebensprogramm der Evolution aktiviert: Es wird versucht, diese miesen Umweltbedingungen auf möglichst kleiner Flamme zu überdauern – bis sich die Zeiten wieder bessern. Wenn der Engpass überstanden ist, dann soll möglichst üppig getafelt werden, in der Hoffnung, dann noch Nachwuchs zu zeugen und die eigene Gene weiterzugeben.

Wenig überraschend setzt in solchen schmalkalorischen Phasen die Fortpflanzung aus. Doch das ist eine Anpassungsstrategie, ein Kompromiss aufgrund von widrigen Umständen. Es ist nicht einmal für den vergleichsweise einfach geschaffenen, unfreiwilligen Methusalempionier, den Fadenwurm Caenorhabditis elegans, ein echter Gewinn. Dieser »lebt« nach einer vorübergehenden Kalorienrestriktion deutlich länger, aber offenbar kann das beachtliche gesundheitliche Folgen für kommende Generationen haben, wie eine aktuelle Studie von Edward Ivimey-Cook zeigt. In der dritten Folgegeneration fanden die Forscher verringerte Fitness und eine erhöhte Sterblichkeit.

Strikte Kalorien- oder Carbrestriktion »heilt« zwar so manche gesundheitliche Malaise, die mit unserer neuen Industrienahrung über uns gekommen ist, aber führt zu eigenen negativen Folgen für die Gesundheit.

Gerade beim Menschen mit seinem großen Gehirn muss diese Idee, es ihn an Kalorien oder gar Carbs fehlen zu lassen, eine Frage aufwerfen – selbst wenn es auch bei uns zu einer Lebensverlängerung führen sollte: Ist es wirklich ein Gewinn an Leben oder leben wir weniger und schlechter, und das auch noch in die Länge gezogen? Schließlich sind Carbs unsere Lebensenergie.

# GLYCOGEN ALS SCHLANKMACHER

Es gibt eine Alternative zum Hungern: Das Supercarb Glycogen kann sogar aktiv schlank machen, wie eine aktuelle Studie von Omer Keinan entdeckt hat. Die Forscher waren selbst über ihre Entdeckung überrascht. Es geht um die Fähigkeit von Körperfett, direkt und ohne Umwege Wärme zu bilden. Das wirkt nicht nur gegens Frieren, sondern verbrennt auch enorm viele Kalorien.

Deshalb verbinden sich damit Hoffnungen, diese Fettaktivität könne wesentlich zum Abnehmen beitragen – wenn sie denn auf Touren kommt. Da sind einmal die wenigen strategisch im Körper verteilten Inseln an braunem Fett, die bei Bedarf das Blut auf Temperatur halten. Ihre braune Farbe verdanken sie den vielen Mitochondrien, mit denen sie Fett direkt in Wärme umwandeln können. Aber auch helles Fett kann sich vom Ruhekissen in einen Brenner verwandeln. Es wird, wiederum durch Zunahme der Mitochondrien bedingt, immerhin grau dabei.

Wichtigster Reiz bei diesem Prozess ist naheliegenderweise die Kälte. Die Anpassung dauert einige Zeit. Daher fühlt sich die gleiche Temperatur zu Anfang des Winters oft kälter an, als wenn das Heizsystem bereits trainiert ist, allerhand Fettzellen sich saisonal von weiß auf grau gewandelt haben.

Nun aber haben Forscher eine biologische Erlaubnisstelle dafür entdeckt, dass es im körpereigenen Heizofen wirklich knistern darf. Es braucht dafür Glycogen. Diese Entdeckung wurde kürzlich in der führenden Wissenschaftszeitschrift *Nature* veröffentlicht. Wie die Forscher herausgefunden haben, ist ein hoher Umsatz von Glycogen in den Fettpartien notwendig, was wiederum nur eine satte Glucoseversorgung ermöglicht. Glycogen verbindet den Glucosestoffwechsel mit der Wärmebildung, wie die Studienautoren schreiben. So ermöglichen Carbkalorien erst, einen hohen Verbrauch von Fettkalorien zu betreiben.

Darüber sichert der Organismus ein verantwortungsvolles Energiemanagement. Denn eine ausreichende Glycogenversorgung signalisiert ein ausreichendes Nahrungsangebot. Nun können Fettkalorien großzügig verheizt und in wohlige Wärme umgewandelt werden.

So funktioniert der etwas in Vergessenheit geratene Abnehmtipp Schwimmen in kühlerem Wasser nur, wenn dabei nicht gleichzeitig bei den Carbs gespart wird.

## IMMUNSYSTEM: GLUCOSE FÜR DIE ABWEHRKRAFT

Neben dem Gehirn brauchen auch viele Körperzellen Glucose für spezielle Aufgaben, die nur mit ihr möglich sind.

Natürliche Killerzellen erkennen von Viren infizierte und entartete Zellen, daraufhin töten sie diese ab. Bei viralen Infektionen sind diese Abwehrzellen für eine frühe und schnelle Antwort von entscheidender Bedeutung, weil sie Fremdes eigenständig erkennen. Sie geben damit anderen Zellen des Immunsystems die Zeit, passende Abwehrwaffen wie etwa Antikörper gegen die Erreger zu bilden. Bei COVID-19 ist eine Verringerung und Schwächung dieser Abwehrzellen nachgewiesen worden. Natürliche Killerzellen sind mit ihren Eigenschaften auch die körpereigene Anti-Krebs-Garde.

Sam Sheppard hat in einer Studie von 2021 natürlichen Killerzellen die Fähigkeit genommen, Glucose im großen Stil ohne Sauerstoff abzubauen, also die aerobe Glycolyse unterdrückt, bei der Energie besonders schnell frei wird. Im Ruhezustand wirkte alles normal. Doch bei einer Infektion mit einem Cytomegalovirus konnten die Killerzellen der Versuchsmäuse zentrale Abwehrfunktionen nicht mehr vornehmen. Normalerweise jagen sie nach Feindkontakt gleich ihre aerobe Glycolyse hoch. Doch nun arbeiteten sie weniger effektiv, zudem war ihre Teilung ausgebremst, sodass sie sich nicht vervielfältigen konnten, mit viel größerer Armee ihre Abwehraufgaben erfüllen konnten.

Von den Versuchsmäusen, bei denen die aerobe Glycolyse hingegen ungebremst war, überlebten dreimal mehr die Infektion mit dem Cytomegalovirus. Bei Tieren mit Krebs bildeten sich unter dem Glycolysestopp im Untersuchungszeitraum deutlich mehr Metastasen.

## GLUCOSEVERBRENNUNG OHNE SAUERSTOFF: SPRIT FÜR ZELLTEILUNG

Die aerobe Glycolyse spielt auch an anderen Stellen im Körper eine Schlüsselrolle, wie Forschungen nachweisen – beispielsweise bei Wachstums- und Verjüngungsprozessen. Diese blitzschnelle Glucoseverbrennung, bei der Sauerstoff zwar vorhanden ist, aber nicht benutzt wird, liefert offenbar Energie für die Zellteilung. Fraglos nicht allein, aber möglicherweise das entscheidende Quäntchen. Damit ermöglicht Glucose satt die Verjüngung von Geweben. Erst wenn genug Glycogen in den Depots ist, wird dieser hoch energieverbrauchende Prozess eingeleitet. Fehlt Glycogen, ist die Ernährungssituation folglich schlecht, wird das Wagnis einer Zellteilung lieber aufgeschoben.

Besonders empfindlich reagieren naturgemäß Gewebe mit einer hohen Zellteilungsrate auf eine schlechte Glucoseversorgung. Da ist besonders die Schleimhaut des Dünndarms, die nur eine Zelle dicke Schicht, die sich aber mit Falten und Zotten zu einer enormen Oberfläche für die Nährstoffaufnahme erstreckt. Die Schleimhautzellen tauschen sich alle drei bis fünf Tage aus. So wird von frischen Zellen eine gute Nährstoffaufnahme gesichert und es werden genügend Verdauungsenzyme gebildet. Eine Studie von Chiara Stringari hat nachgewiesen: Schleimhautzellen betreiben eine intensive Glucoseverbrennung ohne Sauerstoff, wenn sie sich teilen. Die Schleimhautzellen bilden auch selbst Amylase. Wird dieser Turbozünder des Glycogens ausgeschaltet, ist die Zellteilung gehemmt, wie eine Studie von Kimie Date belegt.

Auch die Endothelzellen, die innerste Schicht der Blutgefäße, müssen für Wachstumsaufgaben die Glycolyse hochfahren. Um den enormen Glucose-Bedarf für die scheinbar verschwenderische Verbrennung zu decken, müssen sie wiederum ihre Glycogen-Vorräte auflösen. Wird das experimentell mit einem Arzneistoff gestoppt, werden keine neuen Kapillaren (Haargefäße) gebildet, etwa weil mit dem bisherigen Netz der Sauerstoffbedarf des Gewebes nicht mehr ausreichend gedeckt werden kann.

Das Hochfahren der Glycolyse hat auch noch einen besonderen Vorteil: Die Gefäße finden die Kraft, auch bei Sauerstoffmangel im Gewebe zu sprießen, um diesen auszugleichen.

Leider haben sich auch Tumorzellen dieser Superkräfte bemächtigt. Sie treiben den Prozess so auf die Spitze, dass sie extreme Mengen Glucose verbrauchen, wie der Biochemiker Otto Warburg (1883–1970) vor etwa 100 Jahren entdeckte. Die Medizin nutzt diese Glucosucht der Krebszellen, um diese mit bildgebenden Verfahren aufzuspüren.

## GESTATTEN, GLYCOM: MEHR ALS NUR ENERGIE

Proteine sind die Bau- und Funktionsstoffe der belebten Welt. Glucose aber auch, so manch andere Zucker sind ebenfalls dabei. Zucker sind sogar die strukturell und funktionell vielfältigsten Moleküle. Dabei bleiben sie nicht immer unter sich, sondern verbinden sich auch mit Eiweißen und Fetten, was den Organismen unfassbar viele Kombinationsmöglichkeiten eröffnet. Glucose kann noch weit mehr vollbringen als Lebensenergie spenden, die von Pflanzen aus dem Sonnenlicht eingefangen wurde.

Glucose ist auch ein unersetzlicher Baustoff und steuert in seinen Abwandlungen die Lebensprozesse mit. Zusammenfassend werden die zuckrigen Gebilde und Funktionsmoleküle auch als Glycom bezeichnet, ein Begriff, der vielen unbekannt ist. Dabei hat der Organismus mehr aus Zuckern herstellbare Konstrukte in seinem Repertoire als Baupläne für aus Aminosäuren gebaute Proteine, die im Erbgut auf ihre Umsetzung warten.

Die Wissenschaft hat diesem von Glucose gebrachten Reichtum bisher vergleichsweise wenig Beachtung geschenkt. Die von der Natur mit unglaublichem Erfindungsgeist zusammengesteckten und komplex strukturierten Glycogebilde machen es den Wissenschaftlern aber auch nicht leicht, ihren Sinn im Organismus zu entschlüsseln. In vielen Fällen ist noch weitgehend unklar, wofür die Verbindungen überhaupt gut sind.

Doch eines ist klar: Keine Zelle kommt ohne Glycomonumente aus. Alle Zellen umgeben sich beispielsweise mit einer zuckrigen Kleidung, der sogenannten Glycocalyx.

Dieses empfindliche Zuckerkleid, in das sich jede Zelle hüllt, wird in der Zellforschung oft schon bei der Untersuchungsvorbereitung verletzt, wenn nicht zerstört – noch ein Grund, warum es bisher mangelhaft erforscht ist. Beim Endothel, der Innenhaut von Blutgefäßen, die für deren Funktion und Gesundheit entscheidend ist, wurde die dort ausgeprägte Glycocalyx oft beiseitegeschoben, wie Spinnenweben von einem Rembrandt.

Über die Glycocalyx gibt die Zelle sich selbst für Außenstehende zu erkennen. Hierüber nehmen Zellen Kontakt miteinander auf, über die Glycocalyx weben sich Zellen in ihren dazugehörigen Verband ein.

Dabei ist die Glycocalyx im steten Wandel. Sie ändert sich mit Geschehnissen in der Zelle wie auch Veränderungen in der Umwelt. Es entsteht eine Art Glycobiografie, die ihre Individualität wie auch ihr Wirken im Ganzen widerspiegelt.

Bei Spermien ist die Glycocalyx besonders ausgeprägt. Ohne diese zuckrige Empfehlung haben sie keine Chance, sich vor der kritischen Immunabwehr der Frau zu bewähren. Kommt eines erfolgreich durch, muss sich die Glycocalyx des Spermiums mit jener der Eizelle verstehen. Die zuckrige Vorhut der beiden verschmilzt als Erstes.

Dabei ist die Glycocalyx um die einzelnen Samenzellen überraschend individuell. Hier sind entscheidende Bioinformationen in Zuckerschrift niedergeschrieben. Noch können Forscher nur einige der geheimnisvollen Botschaften zuordnen. Es bleibt auch noch weitgehend unklar, nach welch kryptischen Kriterien der weibliche Organismus aus den süßen Informationen seine Schlüsse zieht und aussortiert.

Fraglos verrät die zuckrige Kleidung von der Samenzelle vitale Informationen übers Innenleben. Gut möglich, dass hier ähnlich wie im Großen, in der von uns wahrnehmbaren Welt, gerne ein bisschen geprahlt wird. Wer es sich leisten kann, stets wohlgenährt ist und öfter mal Zucker erübrigen kann, wird sich vielleicht ein prächtigeres Kleid leisten können. Wer hingegen zu kurz gekommen ist, muss sich dann mit einem weniger überzeugenden Glycofetzen am Leib präsentieren. Tatsächlich zeigt sich bei Menschen mit hier erblich gestörtem Glycoaufbau eine deutlich eingeschränkte Fruchtbarkeit.

Und noch etwas macht Fortpflanzung zur Glycofrage. Schleimhaltige Flüssigkeiten sind ebenfalls Glycoprodukte. Sie versorgen die Samenzellen auf ihrer Reise mit stärkendem Proviant – und machen die Reisewege überhaupt erst passierbar.

Die besondere Abhängigkeit bei diesem Schlüsselgeschehen der Fortpflanzung von einer soliden Glucoseversorgung ergibt wiederum biologisch Sinn. In magereren Zeiten ist es besser, eine Schwangerschaft nicht einzugehen. Solch eine zehrende Investition soll schon Aussicht auf Erfolg haben. Sind zu wenig Carbs da, muss die wenige verfügbare Energie in den Erhaltungsstoffwechsel eingehen. Dann verringern ein ausgedünntes Glycogewand der Samenzellen und eine gebremste Nährstoffversorgung sowie Schleimproduktion die Wahrscheinlichkeit einer Empfängnis.

Umgekehrt wäre ein reicher Glycostatus eine Ermutigung. Instinktiv verwöhnen sich Liebende mit süßen Nascherein – und heben damit den Glycostatus noch einmal im richtigen Moment. Low Carb könnte hingegen wenig ermutigend wirken.

Eine mögliche Auswirkung von Diätphilosophien auf die Fruchtbarkeit wird viel zu wenig besprochen und beforscht. Dabei geht es hier um einen sehr bedeutenden Lebensinhalt für viele Menschen.

Doch zurück zum Schleim und den Zuckern. Beim Schleim wird eine Fähigkeit der Glucose besonders deutlich, wofür sie so gerne im Körper verbaut wird: Sie kann viel Wasser binden. Ohne dieses Patent gäbe es keinen Schleim und damit auch keine funktionierende Schleimhaut. Der Glycoschleim macht die Oberfläche rutschig, sodass sich Problemkeime kaum festsetzen können und nicht in Rachen oder Darm in den Körper eindringen können. Der Schleim enthält auch bereits IgA-Antikörper, die Viren und Bakterien schon an diesen Barrieren stoppen.

Der Schleim hilft auch dabei, sich problematische Stoffe und Reize vom Leib zu halten, die empfindliche Schleimhaut darunter zu schützen. Er schützt uns, wenn wir einen heißen Schluck Tee trinken, der Magen zur Eiweißverdauung Salzsäure bildet und unser Darm den Nahrungsbrei bearbeiten muss. Der Schleim ist erste Barriere gegen Fremdeiweiße, Reizstoffe und Mikroorganismen. Eine Studie von Anna Velcich und aktuell von Lizhen Zhu legen nahe, dass weniger Schleimproduktion im Darm das Krebsrisiko erhöht, die teilungsfreudige Schleimhaut ist den durchwandernden Problemstoffen ungeschützter ausgesetzt.

Fremdstoffe können leichter die Darmbarriere passieren und damit in den Organismus selbst eindringen. Das facht entzündliche Prozesse an und begünstigt die Entstehung allergischer Reaktionen wie auch von Autoimmunprozessen.

Viele der Glycobauten können nur unter dem Beistand von Vitamin A vorgenommen werden, das nachweislich für die Gesundheit von Schleimhäuten von besonderer Wichtigkeit ist.

Für eine starke Abwehr sind auch die Immunglobuline, IgA bis IgM, die schützenden Antikörper, unersetzlich. Auch bei ihnen ist an entscheidender Stelle Zucker eingebaut. Ohne dieses Carb kann diese unersetzliche Waffe des Immunsystems gar nicht gebildet werden.

Und es gibt noch viele weitere Glycogebilde, die in den Zellen zusammengebaut werden und dann außerhalb ihren Dienst verrichten. Von besonderer Bedeutung ist hier beispielsweise die Hyaluronsäure, ein zuckersattes Wundermittel, deren Fehlen oft fürchterliche Schmerzen bereitet. Hyaluronsäure schmiert Gelenke, puffert das Aufeinandertreffen der Knorpel ab, baut deren Strukturgerüst mit auf – und, sehr erfreulich, prägt ein hochzuckriges Feuchtgebiet unter der Haut. So mancher versucht mit dem Schlucken hyaluronsäurehaltiger Präparate oder Hyaluroncreme auf der Haut die wasserliebenden Zuckerstückchen an den Ort des Geschehens zu bringen. Doch die Passage durch Verdauungstrakt oder Haut ist schwierig. Besser ist, wenn die Hyaluronsäure gleich vor Ort gebildet wird und ausreichend Glucose dafür zur Verfügung steht.

Glycofunktionen arbeiten auch in den Zellen, etwa die »O-GlcNAcylation«. Sie ist ein Glucose- und Nährstoffsensor. Sie gibt bei über 5000 Proteinen noch einmal die Richtung vor, sie reguliert die Biorhythmen des Tages wesentlich mit. Die O-GlcNAcylation ist an der revitalisierenden Reaktion auf oxidativen Stress beteiligt, manövriert bei Zellzyklus und Zelltod mit. Regulationsstörungen bei diesem Sensor finden sich bei neurodegenerativen Erkrankungen und Krebs. O-GlcNAcylation reagiert in ihrem Tun selbst empfindlich auf Schwankungen in der Glucoseversorgung.

Das ist nur ein Ausschnitt der Struktur- und Funktionsaufgaben von Glucose und anderen Zuckern im Körper, auch jenseits von der Energieversorgung. Wer mag eine eingeschränkte Bildung solcher Schlüsselstoffe riskieren, weil Carbs kaum noch Platz auf dem Teller finden dürfen?

# WAS IM KÖRPER PASSIEREN KANN, WENN WIR WENIG CARBS ESSEN

## LOW CARB: GEGEN DEN ERNÄHRUNGSMAINSTREAM

In unserer Geschichte haben Carbs für die allermeisten Menschen den größten Anteil in ihrer Ernährung bestritten und auch die meisten Kalorien geliefert. Doch was bedeutet es für die Gesundheit, wenn nun tierische Proteine oder Fette, wie von Low Carb gefordert, die Kohlenhydrate vom Teller verdrängen? Was in der vorher gekannten Menge eine wertvolle Ergänzung oder Bereicherung war, könnte jedoch in Übermengen zum Problem werden.

Low Carb propagiert das genaue Gegenteil von dem, was der wissenschaftliche Mainstream bis dahin für richtig gehalten hatte – und es heute noch tut. Statt am schweren Fett zu sparen, sollte nun genau da herzhaft zugelangt werden. Rotes Fleisch? Willkommen! Gerne mit Fettrand, denn gesättigte tierische Fette sind nach Low Carb exkulpiert. Cholesterin? Egal! Nachdem das *Time*-Magazin 1984 auf einem berühmt gewordenen Titel zwei Spiegeleier und Speckstreifen zu einem Smiley drapierte, jedoch mit heruntergezogenen Mundwinkeln, den Amerikanern die angeblichen Schrecken von Cholesterin und tierischem Fett in die Glieder jagte, sollte das in der Anglosphäre so beliebte Bacon-and-Egg-Frühstück nach Low-Carb-Philosophie nun eine Renaissance als Healthfood feiern. Speck mit Ei, ohne Toast, versteht sich.

Tatsächlich sind die so üppig angekündigten Erfolge durchs Fettsparen bestenfalls bescheiden. Etliche Studienergebnisse stellen die üblichen Vorwürfe gegen Fett, vor allem gegen gesättigte tierische Fette, infrage. Die Warnung vor Cholesterin in der Nahrung musste nach Jahrzehnten kleinlaut zurückgezogen werden – für die Empfehlung fehlten, auch nach Jahrzehnten, schlicht die Beweise.

Doch ist dies nun gleich ein dosisunabhängiger Freispruch für tierisches Eiweiß und Fett, so wie Low Carb ihn zu erkennen meint? Und wie sieht es mit der Qualität und der Zubereitungsweise aus? Sind in der Pfanne karbonisierte Speckstreifen genauso freigesprochen wie ein schonend poschiertes Putenfilet?

Bei Fleisch deuten große, gut gemachte epidemiologische Studien darauf hin, dass erhöhte Gesundheitsrisiken vor allem von verarbeiteten Fleischprodukten wie etwa Wurst und Schinken ausgehen. Hier sind gleich mehrere gesundheitsbelastende Stoffgruppen bekannt. Umso großzügiger diese konsumiert werden, desto mehr fallen sie ins Gewicht.

## AGES: GLYCOS, DIESMAL NEGATIV

Bei der so beliebten, so leckeren Bräunungsreaktion in der Pfanne, beim herbeischwelenden Röstaroma am Steak, fusionieren Eiweiße mit Zuckern zu sogenannten Advanced Glycation Endproducts, kurz AGEs. Diese hitzig verschmolzenen Eiweißzucker sind Supermaststoffe. Sie fördern eine Insulinresistenz, das Abweisen der Glucose an den Muskelzellen. Obendrein versiegeln sie auch noch Fettdepots, sodass diese nur in absoluten Notzeiten ihre Türen öffnen und Fett zur Verbrennung herauslassen. Außerdem sind AGEs starke Prooxidantien, schädigen die Zellen, zerzausen und verfilzen Bindegewebsfasern. AGEs sind, wie die Abkürzung schon erahnen lässt, Pro-AGEing-Substanzen, sie beschleunigen Alterungsprozesse.

Für dieses schaurige, aber leckere Ergebnis der Kochkunst, die Maillard-Reaktion, braucht es vor allem Proteine, wie in Fleisch, aber auch Tofu, dazu hohe Hitze, wie Pfanne oder Grill sie bieten. Mit Kochtopf und Wasser bleibt die Belastung gering. Die schlimmsten AGE-Bomben müssten sich Low-Carb-Puristen allerdings ersparen. Denn die entstehen, wenn für diese unheilvolle Verschmelzung neben dem natürlichen Minigehalt an Zucker in Fleisch noch Extracarbs hinzugegeben werden, etwa mit Panade wie bei Fischstäbchen, Schnitzel und Chicken Nuggets – oder sogar zuckrige Barbecuesoße über der Glut zur AGE-Bildung anstiftet.

Als seit Urzeiten geübte Fleischgriller können wir verspeiste AGEs in beachtlichen Mengen entsorgen, aber wenn es zu viel wird, strecken wir die Waffen. Somit ist die Frage, wie fleischig und vor allem wie knusprig Low Carb im individuellen Fall interpretiert wird. Wird der Frühstücksspeck schön kross angebraten und werden die Spiegeleier erst bei dekorativer Altgoldkante aus der Pfanne geborgen, dann ist das verträgliche Tagesmaximum schon erreicht. Was darüber hinausgeht, kann für bedeutende gesundheitliche Folgen verantwortlich sein. Und die Verführung liegt nicht nur im Geschmack. Eine mit dem Supermaststoff herbeigegessene Insulinresistenz macht die Low-Carb-Diät erträglicher, wird doch mehr von der spärlichen Glucose an den Muskelzellen abgewiesen und bleibt somit fürs Gehirn übrig. Und das knusprige Angebot lockt überall. Die AGE-Bomben sind für unsere Imbisskultur ideal. Sie sind schnell und einfach zubereitet – und fesseln mit ihrer biologischen Tiefenwirkung die Gäste.

## HETEROCYCLISCHE AMINE

Diese Problemsubstanzen gelten als wahrscheinlich krebserregend. Sie entstehen ähnlich wie die AGEs bei besonders hitziger Zubereitung von Fleisch. Die heterocyclischen Amine, kurz

HCA, bilden sich vor allem beim Grillen und Braten in den von Hitze gebräunten oder geschwärzten Partien, aber auch schon, wenn ein Steak gut durchgegart wird. Ihre Entstehung lässt sich wie bei den AGEs recht einfach entscheidend reduzieren. Einmal indem kürzer und weniger dunkel Röstaroma erzeugt wird. Zusätzlich hemmt Marinieren, gerade mit Kräutern wie etwa Oregano, auch sehr wirksam die Entstehung von HCAs und halbiert sogar die AGE-Belastung.

Somit kann eine gesundheitlich problematische HCA-Belastung aufgrund einer fleischreichen Low-Carb-Kost leicht entstehen, muss aber nicht.

## NITRIT

Ob Wurst, Schinken oder Kassler: Vielen konservierten Fleischprodukten ist heute Pökelsalz mit Nitrit (E 249–250) oder Nitrat (E 251–252) zugesetzt. Diese schützen vor Bakterienbefall, etwa vor dem Befall mit gefährlichen Botulismuserregern. Außerdem erhält dieser Zusatz die rote Fleischfarbe, verhindert ein Grauwerden.

Zahlreiche Studien haben ein erhöhtes Risiko für die Entstehung von Dickdarmkrebs gezeigt, wenn beherzt bei konservierten Fleischprodukten zugegriffen wird. Nach einer Studienauswertung von William Crowe könnten zugesetzte Nitrite dafür verantwortlich sein. Die Nitrite können sich mit Aminosäuren zu Nitrosaminen verbinden. Bei einigen davon ist eine krebserzeugende Wirkung belegt.

Bisher wurden gesundheitliche Risiken von Nitritzusatz an Fleischprodukten wohl unterschätzt. Denn Gemüse, etwa Blattsalat und Rote Bete, tragen viel mehr zu unserer Nitrataufnahme bei als Wurstwaren. Das Nitrat aus Gemüse wird von der Mundflora in Nitrit umgewandelt. Das ist dann sogar positiv und fördert die Bildung des gefäßschützenden Stickstoffmonoxids.

Die Erklärung dafür, dass die den Fleischprodukten zugesetzten Nitrite gesundheitlich genau die Gegenrichtung einschlagen, liegt wahrscheinlich im stofflichen Umfeld. Der rote Blutfarbstoff aus dem Fleisch fördert eine ungünstige Oxidation. Hingegen bleibt in einem von Pflanzennahrung eingebetteten Umfeld das entstehende Nitrit vor falschem Zugriff beschützt. Chlorophyll, der grüne Pflanzenfarbstoff, Vitamin C und auch Vitamin E haben diese Wirkung.

Wiederum verschlimmern Braten und Frittieren die negative Wirkung dramatisch. Dann entstehen große Mengen der schädlichen Nitrosamine in den Fleischprodukten mit zugesetztem Nitritpökelsalz.

## GROSSES AMMONIAKPLUS

Mit Proteinen geht unvermeidlich eine Stoffwechselaufgabe einher – umso mehr zugeführt wird, desto mehr muss entschärft werden. Schonende Zubereitung kann das nicht ersparen. Als Abfallprodukt entsteht Ammoniak, und der muss möglichst schnell beseitigt werden. Denn er hemmt und schädigt die Nervenfunktion.

Typischerweise steigt die Ammoniakkonzentration im Gehirn mit dem Älterwerden an. Erhöhte Ammoniakspiegel erhöhen dort den oxidativen Stress, fördern entzündliche Prozesse und drosseln die Aufräumtätigkeit des Immunsystems. Besonders heikel ist die schwächende Wirkung auf die Blut-Hirn-Schranke. Das beschleunigt degenerative Prozesse. Der örtliche Wasserhaushalt kann dort nicht mehr wie erforderlich reguliert werden. Es kommt zur Mikroschwellung, die das Gewebe unter Druck setzt.

Eine Studie von Dariusz Czarnowski zeigt: Probanden bilden bei Ausdauersport mehr Ammoniak, wenn sie eine Low-Carb-Ernährung befolgen.

## DICKMACHER HARNSÄURE

Klassisch wäre hier der Vorwurf, dass Fleisch viele Purine enthält. Diese lassen den Harnsäurespiegel im Blut ansteigen und können schließlich zu einer Gichterkrankung führen.

Allerdings können schon mäßig erhöhte Harnsäurespiegel gesundheitliche Folgen haben. Das Abbauprodukt, das bei Fleischverzehr vermehrt anfällt, fördert die Insulinresistenz.

Bei fleischreicher und gewissenhaft befolgter Low-Carb-Kost bleibt ein weiterer großer Harnsäureproduzent jedoch erspart: die Fructose. Studien finden daher keine dramatische Erhöhung des Harnsäurespiegels bei Low-Carb-Diäten.

Zum Problemfaktor dürfte die Harnsäure erst werden, wenn die Low-Carb-Ernährungsweise schlecht durchgehalten wird, zwischendurch viel Zucker genascht wird. Allerdings ist die dick machende Harnsäure heute bei den meisten Menschen zu hoch, aber unter echtem Low Carb eben nicht höher.

## DAS FETTPROBLEM DER KETOGENEN DIÄTEN

Erleichternd ist, dass man sich vor Fett nicht mehr zu fürchten braucht. Aber nun extraviel Fett essen zu sollen, ist auch nicht einfach. Darauf läuft Low Carb oft hinaus, da nun die Kohlenhydrate als Hauptenergielieferant gestrichen sind. Das gilt umso mehr bei strikten ketogenen Diäten, bei denen über 80 Prozent der verzehrten Kalorien von Fett bestritten werden sollen. Studien segnen einen Fettanteil von 30 bis 40 Prozent ab, das heißt jedoch nicht, dass der doppelte Anteil auch gesund ist.

Ketogene Diäten müssen sehr fettreich sein, weil mit viel Eiweiß im Essen dieses in die Glucoseproduktion wandert, um dem Gehirn das Umschalten auf Ketonkörper zu ersparen. Nur mit sehr hohem Fettanteil lassen sich Gehirn und Körper in den Stoffwechselmodus zwingen, der sonst vom Hungern bekannt ist.

Kurzfristige Nebenwirkungen einer solchen ketogenen Ernährung sind in der Medizin schon lange bekannt, eben aufgrund der schon angesprochenen Anwendung bei Epilepsie. Es kommt oft zu Übelkeit, Erbrechen und Durchfall. So viel Fett bekommen wir schwerlich auf einmal verdaut. Weder Kulturen mit überwiegend pflanzlicher noch reichlich tierischer Nahrung haben gewöhnlich Essen mit derart hohem Fettanteil zu bewältigen.

Low-Carb- und erst recht Keto-Diäten werden oft damit beworben, dass man so viel essen könne, wie man möge – und trotzdem abnehme. Der oft nachweislich zurückhaltende Kalorienverzehr, trotz völliger Freigabe, könnte auch darauf zurückzuführen sein, dass man sich bald nicht mehr so viel von dem Schwerverdaulichen antun mag.

Bei der Behandlung einer Epilepsie begründet die hohe Wirksamkeit gegen die mitunter verheerenden Anfälle, solche problematischen Nebenwirkungen der Therapie hinzunehmen. Die Zahl der Anfälle wird damit drastisch gesenkt. Bei ketogenen Diäten, die hingegen zum Abnehmen oder für bessere Gesundheit beworben werden, ist der empfohlene Fettanteil zwar meist geringer – aber das erspart noch lange nicht alle Risiken und Nebenwirkungen.

Ein Verdauungsversagen bedeutet auch immer eine gesundheitliche Belastung des Verdauungstrakts. Er ist darauf ausgerichtet, dass ihn nur eine begrenzte Menge unverdaut passiert. Sonst entgleitet ihm die Kontrolle.

Umweltgifte sammeln sich gerade in tierischen Fetten an. Außerdem führt die heutige Getreidefütterung in der Mast dazu, dass die problematischen Omega-6-Fettsäuren die gesunden Omega-3-Fettsäuren im Stoffwechsel verdrängen. Das begünstigt Entzündung und Blutgerinnung.

Eine derart fettdominierte Ernährung gefährdet auch die Versorgung mit lebensnotwendigen Nährstoffen, besonders die mit wasserlöslichen Vitaminen.

## NÄHRSTOFFE, DIE BEI EINER KETOGENEN ERNÄHRUNG OFT FEHLEN:

◇ Vitamin B1
◇ Vitamin B6
◇ Folsäure
◇ Kalzium
◇ Magnesium
◇ Eisen

Wenn die Low-Carb-Kost betont tierischer Herkunft ist, einer fiktiven Inuitdiät nachgeeifert wird, bleibt auch die Frage, wo die gesunden Ballaststoffe herkommen sollen.

## DARMFLORA OHNE GEWOHNTES FERMENTATIONSMATERIAL

Normalerweise lebt die Darmflora von Kohlenhydraten, allerdings im weiteren Sinne. Dazu gehören Ballaststoffe. Das sind ebenfalls Gebilde aus Zuckern, die menschliche Verdauungsenzyme nicht zerlegen können. So wandern Ballaststoffe unbeschadet durch den Dünndarm und füttern, im Dickdarm angekommen, die dort in großer Zahl ansässigen Bakterien. Diese stoßen nach dem zuckrigen Mahl den Rest als kurzkettige Fettsäuren aus. Ein Typ davon, die Butyrate, nähren die Schleimhaut des Dickdarms, die nicht allein vom Blutkreislauf versorgt werden kann. Ein kleiner Teil der verzehrten Stärke schafft es unbeschadet in den Dickdarm und löst dort unter den Bakterien eine große Fressparty aus. Vom Haushaltszucker passieren meist nur Spuren, hingegen ist Milchzucker, dafür berüchtigt, bei vielen Menschen in so großen Mengen durchzukommen, dass Blähungen und Durchfall folgen.

Das normale Grundnahrungsmittel des Darmmikrobioms ist bei Low Carb reduziert. Stattdessen steigt die Bedeutung der Fermentation von Eiweißen. Proteine werden typischerweise fast vollständig verdaut. Die paar Prozent, die durchrutschen, können allenfalls einen kleinen, auf ihre Verwertung spezialisierten Bakterienclub im Darm aufbauen. Doch den Carbfermentierenden gehört der Darm. Gestärkt von Kohlenhydratenergie fangen sie viel vom ankommenden Eiweiß ab, um es für eigene Zwecke zu verwenden. Die Eiweißfermenter müssen da hungrig zugucken.

Bei Low Carb kommt nun, wenn es sehr proteinreich interpretiert wird, mehr Eiweiß als potenzielles Fermentationsmaterial im Dickdarm an. Vor allem aber können die eiweißfermentierenden Bakterien das Feld nun unter sich aufteilen.

Die Fermentation von Eiweißen bringt eine ganze Reihe von problematischen Substanzen hervor, die nun in viel größerer Menge als normalerweise produziert werden können, wie etwa Ammoniak. Dieser torpediert die Barrierefunktion der Schleimhaut. Fremdstoffe können vermehrt übertreten und eine entzündliche Abwehrreaktion auslösen.

Die verschiedenen Aminosäuren werden sehr unterschiedlich fermentiert. Die schwefelhaltigen Aminosäuren Methionin und Cystein, die reichlich in Fleisch und Eiern enthalten sind, liefern Material für die Bildung von Schwefelwasserstoff. Dieser hemmt in den Zellen der Dickschleimhaut die Verwertung von den Butyraten, die für die Energieversorgung in den Schleimhautzellen, Entzündungshemmung und Krebsvorbeugung so wichtig sind.

Erhöhte Eiweißfermentation im Dickdarm begünstigt auch die Bildung von Nitrosaminen, was ebenfalls eine Krebsentstehung begünstigen kann.

Doch wie halten dann strenge Fleischfresser wie etwa Raubkatzen ihr Mikrobiom gesund? Mit tierischen Ballaststoffen – Stichwort

Glycom; mit stabilen Tierfasern aus Knorpeln, Sehnen und Haut. Ein Fütterungsversuch an Geparden zeigt, wie wichtig diese tierischen Ballaststoffe sind. Eine Versuchsgruppe bekam Rindfleisch mit Vitaminen, eine übliche Zooverpflegung, die andere ganze Kaninchen. Unter der vollwertigen Kaninchenkost waren im Vergleich zur Zoodiät viele problematische Proteinfermentationsprodukte nur noch zu einem Bruchteil nachweisbar.

Bei einer Fleischkost oder gar einer mythischen Paläo-Mammutdiät sollten daher zumindest Knorpel und vielleicht auch die Haut mitgegessen werden, um wenigstens leidlich etwas fürs Ballaststoffsoll zu tun. Mit ihrem Faible Maktaaq essen die Inuit, die ohnehin versuchen, alles vom erlegten Tier zu verzehren, auch reichlich zuckrige Fasern der Haut, die am Walspeck gelassen wird. So gönnen sich die Inuit reichlich tierische Ballaststoffe, neben den pflanzlichen, den oft übersehenen Anteil in ihrer Ernährung.

Studien belasten ein Fleischfermentationsprodukt ganz besonders: Trimethylamin-N-oxid, kurz TMAO. Das vor allem in rotem Fleisch reichlich vorhandene Carnitin wird zu eben diesem TMAO von der Darmflora umgewandelt und gelangt ins Blut. Dort fördert es die Gerinnung, was eine Gefäßverstopfung begünstigen kann. Eine Studie von 2018 fand bei hohen Blutwerten ein um 23 Prozent erhöhtes Risiko für Herz-Kreislauf-Ereignisse wie Infarkte.

## STUDIEN FINDEN DEUTLICH ERHÖHTE GESUNDHEITSRISIKEN UNTER LOW CARB

AGEs, die eine Gefäßentzündung fördern, Nitrosamine, die das Krebsrisiko erhöhen können, und Ammoniak, der Synapsen von Nervenzellen beim Morsen ihrer Botschaften stört. Das Beschreiben von möglichen und selbst nachweislichen Schadmechanismen bedeutet noch lange nicht, dass diese auf Dauer auch gesundheitlich ins Gewicht fallen. Vieles kann der Körper wegstecken und reparieren.

Umgekehrt sind frühe Erfolgsmeldungen von verbesserten Blutwerten, höherem guten Cholesterin, prima Tendenz beim Langzeitzucker, abgebaute Extrapfunde zwar Grund für Optimismus. Doch gesundheitlich abgerechnet wird nach Jahren oder gar Jahrzehnten.

Die positive Wirkung einer neuen Ernährungsweise kann zunächst überwiegen, mögliche Nachteile brauchen hingegen mitunter Zeit, um ihr Problempotenzial aufzubauen. Hungern, positiv interpretiert auch Fasten genannt, kann schlechte Werte wunderbar bessern und unwillkommene Pfunde verschwinden lassen. Dabei ist Hungern eigentlich die Biokatastrophe an sich, gegen die unser Instinkt so ziemlich alles mobilisiert, was er aufbieten kann. Carbs zusammenstreichen kann einen überhöhten Blutzucker bessern und Entzündungswerte senken, doch wann macht sich die nun möglicherweise steigende AGE-Belastung dank knusprigem Frühstücksspeck und Spiegelei mit Altgoldkante gesundheitlich bemerkbar?

Natürlich »heilt« die Fleischkost so manche Malaise einer zuvor rein pflanzlichen Ernährung, bessert etwa einen Mangel an Eisen, DHA und Niacin, wie auch die Pflanzenkost so manche Malaise des exzessiven Fleischkonsums wie etwa der Protein- und AGE-Belastung heilt. So entstehen Stoffwechsel-Flitterwochen, möglicherweise Flitterjahre, in denen nur das Positive erfahren und wahrgenommen wird – bis das nun hier Fehlende oder Belastende mehr und mehr durchschlägt.

Zur Langzeitwirkung auf die Gesundheit sind in den letzten Jahren Beobachtungsstudien erschienen, die Low Carb unter schwerwiegenden Verdacht gesetzt haben. Die eine von Sara Seidelmann und ihren Forscherkollegen, mit dabei der renommierte Havard-Epidemiologe und Ernährungsforscher Walter Willett. Die in *Lancet* erschienene Studie mit einem Beobachtungszeitraum von im Durchschnitt 25 Jahren zeigte, dass man mit Carbs im mittleren Bereich, bei 50 bis 55 Prozent, am sichersten fährt. Aufgrund ihrer Ergebnisse kalkulierten die Forscher: 50-jährige Teilnehmer mit weniger als 30 Prozent ihrer Nahrungsenergie aus Carbs hatten im Vergleich vier Lebensjahre weniger noch vor sich. Wer mehr als 65 Prozent seiner Kalorien aus Carbs bezog, hatte auch im Vergleich zum 50–55-Prozent-Optimum einen Verlust an weiterer Lebenszeit: hier 1,1 Jahre.

Auch die Studie von Mohsen Mazidi und Kollegen aus dem Jahr 2019 gibt großen Anlass zur Sorge, was die langfristige Wirkung einer Low-Carb-Ernährungsweise auf die Gesundheit betrifft. Hier fanden die Forscher in der Gruppe mit dem geringsten Kohlenhydratverzehr ein um 32 Prozent erhöhtes Risiko, im über sechsjährigen Beobachtungszeitraum zu versterben. Herz-Kreislauf-Erkrankungen als Todesursache waren hier im Vergleich um 50 Prozent erhöht, Schlaganfall sogar um 51 Prozent, Krebs um 36 Prozent. Das Risiko nahm mit der Zeit zu.

Beide Untersuchungen haben auch andere, vorangehende Studien ausgewertet und mit ihren Ergebnissen verglichen. Zwar haben nicht alle Studien eine Risikoerhöhung unter Low Carb gezeigt, doch insgesamt passen die Ergebnisse dieser beiden Studien mit ihren vielen Teilnehmern ins Bild.

Eine größere Beobachtungsstudie aus Korea von 2020 zeigte eine um etwa 30 Prozent erhöhte Sterblichkeit im Studienverlauf, wenn Carbs weniger als 50 Prozent der Nahrungsenergie ausmachten.

Eine Studie mit 13.385 Teilnehmern und einem durchschnittlichen Beobachtungszeitraum von über 22 Jahren fand einen deutlichen Zusammenhang zwischen Carbkonsum und Vorhofflimmern, einer Herzrhythmusstörung, die mit deutlich erhöhten Risiken fürs Herz-Kreislauf-System einhergeht. Wer mehr Kohlenhydrate verzehrte, litt deutlich seltener unter Vorhofflimmern.

Fraglos können Beobachtungsstudien nicht abschließend beweisen, dass Low Carb mit solch langfristigen oder etwa schon mittelfristigen schweren Gesundheitsrisiken verbunden ist. Doch einfach abtun kann man diese auch nicht. In vielen Ernährungsfragen sind solche Studien ein wichtiges Element, um zusammen mit anderen Forschungsansätzen, etwa der Kenntnis um schadende oder gesunde Mechanismen, zu einer Einschätzung kommen zu können. Ideal wären fraglos sogenannte randomisierte kontrollierte Studien (RCTs) in denen im Rahmen eines Experiments mit streng beobachteter Low-Carb-Gruppe und Vergleichsgruppe über viele Jahre Wirkung und Nebenwirkung untersucht werden. Solche Studien sind jedoch sehr teuer und es gibt sie nur zu wenigen Ernährungsfragen. Kürzere RCTs gibt es, aber da ist dann wiederum die Frage, ob dort gefundene Positivtendenzen sich entsprechend fortsetzen oder später vielleicht zunehmend Risiken zum Tragen kommen. Kürzere RCTs tragen zur Einschätzung bei, aber können die Frage, ob eine Diät langfristig gesund oder ungesund ist, nicht im Alleingang beantworten.

Die Ergebnisse der Beobachtungsstudien sind allemal ein schwerer Schlag für Low Carb, wahrscheinlich ein irreparabler. Es mag so manche Version einer Low-Carb-Ernährung besser abschneiden wie etwa eine pflanzenbasierte in einer der Studien oder eine mit sehr schonender Fleischküche. Low Carb könnte noch als vorübergehende Abnehmdiät oder bei Diabetes positiv abschneiden. Aber insgesamt bestätigen sich die Befürchtungen, die sich aus den Stoffwechselwirkungen von Low Carb ergeben.

Die Ergebnisse sind noch dramatischer, als sie im ersten Moment erscheinen. Schließlich sind die Carbs, die wir heute essen, um etliches weniger gesund als früher. Da sind die rund 100 Gramm raffinierter Zucker enthalten, die wir am Tag pro Kopf verzehren. Auch die Stärketräger, unser Grundnahrungsmittel Brot, aber auch Brei, haben sich sehr zum Schlechteren verändert, seit die industrielle Nahrungsmittelverarbeitung weite Teile der Verarbeitung und Zubereitung übernommen hat – und viel von der traditionellen Koch- und Esskultur verloren gegangen ist.

# WAS MIT DEN CARBS HEUTE NICHT STIMMT

## VON DER FRISCHEN ZUBEREITUNG ZUR DAUERKONSERVE

Wir haben das Versprechen gegenüber uns selbst gebrochen, wir erfüllen nicht mehr die Verpflichtung, die wir eingegangen sind, um uns den Luxus eines so großen Gehirns überhaupt erst leisten zu können. Die Stärke, so schworen wir, würden wir lernen mit Kochverfahren immer besser aufzuschließen. Für eine stete Versorgung mit der Edelenergie Glucose wollten wir geradestehen. Doch nun haben wir die Industrie mit der Verarbeitung, teils auch der Zubereitung betraut. Mit niedrigem Preis, Bequemlichkeit und süßem Überzug haben wir uns in die Falle der Problemcarbs locken lassen, aus der nur schwer wieder herauszukommen ist. Erst recht, wenn man nicht einmal ahnt, wo die Probleme liegen.

Die Industrie hat gelernt, uns den stillen Tod der frischen Zubereitung nicht schmecken zu lassen. Sonst könnten ihre Produkte uns und unsere Zunge nicht überzeugen. Zucker und Glutamat sind hier die wichtigsten Magier, um uns über den wahren Charakter der abgestandenen Speise hinwegzutäuschen. Es wäre naiv zu glauben, ein konserviertes Nahrungsmittel sei das gleiche wie ein frisches – nur eben konserviert. Die Entscheidung, aus Bequemlichkeit und Kostengründen eine Distanz zwischen Verarbeitung und Zubereitung auf der einen Seite und Verzehr auf der anderen aufzubauen, hat biologische Folgen. Und die sind meist weit tiefgehender als der mögliche Zusatz eines Konservierungsmittels. Wir sind bei vielen Nahrungsmitteln biologisch an deren frische Zubereitung angepasst. Das gilt wohl nirgendwo mehr als bei der Stärke, dem mit Abstand wichtigsten Kohlenhydratversorger.

Heute ist Laissez-faire mit Kochtopf und Carbs normal. Aber Stärke gut aufzuschließen ist ein kniffliges Handwerk. Es sind über Generationen entwickelte und verfeinerte Kulturtechniken. Zeit sparen, billig einkaufen, Küche in der Industrie platzieren: Das alles hat die Versorgungssituation des Gehirns zu einer sich wiederholenden Hängepartie gemacht.

## WELTWEITE DIABETESEPIDEMIE

Immer mehr Menschen verwerten die Nahrungskohlenhydrate schlecht. Darüber besteht kein Zweifel. Diabetes demonstriert dies auf dramatische Weise, aus gutem Grund auch Zuckerkrankheit genannt. Hierbei schöpfen die Muskelzellen kaum noch die Glucose aus dem Blut ab. Der Blutzuckerspiegel steigt schließlich in gefährliche Höhen.

1892 schrieb Sir William Osler, einer der Begründer der modernen Medizin, in seinem Standardwerk *The Principles and Practice of Medicine*, Diabetes sei eine sehr seltene Erkrankung. In Nordamerika seien etwa 2,8 von 100.000 Menschen davon betroffen, in Europa 5 bis 9 von 100.000. 130 Jahre später sind es in den USA gegenwärtig 12 und in Deutschland etwa 7,8 Prozent. Das wären dann jetzt demnach rund 12.000 pro 100.000 beziehungsweise 7800 pro 100.000.

Eine Explosion bei einer zuvor seltenen Erkrankung. Auch wenn Diagnosen heute früher erfolgen, leichtere Fälle dazugezählt werden, die Älteren einen viel höheren Bevölkerungsanteil ausmachen, bleibt dies doch eine dramatische Gesundheitskatastrophe. Treibende Kräfte müssen Entwicklungen aus den letzten

100 oder 150 Jahren sein. Allein zwischen 1997 und 2007 verdoppelte sich in den USA beinahe die Zahl der Neuerkrankungen an Diabetes. Die krank machenden Faktoren haben in jüngster Zeit offenbar noch einmal deutlich an Macht gewonnen.

Das Gleiche vollzieht sich im Eiltempo in vielen Schwellen- und Entwicklungsländern. In China ist schon etwa jeder Zehnte betroffen, in Indien waren es schon 2006 erstaunliche 18,6 Prozent, in Ägypten sind es gegenwärtig über 20 Prozent. Diabetes, diese Form der Kohlenhydratverwertungsstörung, ist eine globale Gesundheitskatastrophe, die unfassbar viele gesunde Lebensjahre raubt. Dies passiert, während der Carbanteil an den Nahrungskalorien fällt. Mit zunehmendem Wohlstand können sich mehr tierische Produkte geleistet werden, womit der Eiweiß- und auch der Fettanteil steigt. Schon das lässt sich mit der Low-Carb-Theorie nicht vereinbaren.

Laut einer US-Studie von Andy Menke und Kollegen ist bei weiteren fast 40 Prozent der Amerikaner bereits eine Insulinresistenz nachweisbar. Insulin, das Hormon zur Absenkung des Blutzuckerspiegels, funktioniert nicht mehr normal. Insulinresistenz gilt als Vorstufe von Diabetes, weil die Erkrankung häufig einige Jahre später eintritt. Somit hat die Hälfte der erwachsenen US-Bevölkerung, medizinisch betrachtet, eine nachweisbare Kohlenhydratverwertungsstörung, die mit deutlich erhöhten Gesundheitsrisiken einhergeht.

Doch damit nicht genug: Auch Gesunde brauchen heute viel mehr Insulin als noch vor 50 Jahren, um die gleiche Menge Nahrungsglucose in Richtung Muskeln & Co. wegzusortieren, um den Blutzucker auf ein gesundes Niveau abzusenken. Probleme mit einer gesunden Kohlenhydratverwertung sind heute der Normalfall.

Größer könnte die Beweislast kaum sein, dass mit den Carbs selbst oder ihrer Verwertung im Organismus heute etwas nicht stimmt.

# DIE DICKMACHROLLE DES INSULINS

Diabetes ist, zunächst zumindest, keine Insulinmangelkrankheit. Diese Aussage gilt für den Typ 2, der etwa 90 Prozent der Diabeteserkrankungen ausmacht und hier stets mit Diabetes gemeint ist. Dabei ist das Problem, dass Insulin an den Muskelzellen nicht mehr ausreichend wirkt und diese in Reaktion ihre Schleusen für die Glucose nicht ausreichend öffnen. Als Gegenmaßnahme produziert die Bauchspeicheldrüse mehr und mehr Insulin, um die Blutzuckerspiegel auf ein gesundheitlich noch tragbares Niveau zu senken. Oft finden sich in der Anfangsphase der Erkrankung noch normale oder hohe Insulinspiegel. Schließlich kommt es zur weitgehenden Erschöpfung der Bauchspeicheldrüse und dann entgleist der Blutzuckerspiegel und klettert auf gefährliche Höhen. Ab da ist die Krankheit ausgebrochen. Vorausgegangen sind zumeist schon Jahrzehnte eines gestörten Kohlenhydratstoffwechsels.

Mit dem Spritzen von Extrainsulin kann nun die Insulinresistenz ein Stück weit gebrochen werden. Der Blutzuckerspiegel wird so auf ein tragbares Maß abgesenkt.

Insulin fördert die Umwandlung von Glucose in Fett und setzt dieses in den Fettzellen fest. Das Speicherhormon fördert sogar die Reifung von Fettzellen. Diese Dickmachwirkungen machten das Hormon zum Hauptschuldigen aus Sicht der Low-Carb-Bewegung.

Die heutigen Insulinhöhenflüge sind wesentlicher Treiber der weltweiten Übergewichtsepidemie wie auch der oft schließlich auftretenden Erschöpfung der Bauchspeicheldrüse mit Diabetes und seinen Folgeerkrankungen.

Aber die Ursache dafür sind nicht die Kohlenhydrate selbst, die wir dringend für unser Gehirn brauchen, es ist die heute gestörte Verwertung. Kohlenhydrate einfach drastisch zu reduzieren, wie Low Carb es fordert, ist auf Dauer keine Lösung.

# KEIN ÜBERFÜLLUNGSSYNDROM

Laut Low Carb nehmen wir schlicht zu viel Glucose auf, nach der Einfachformel von der Kalorienbilanz insgesamt zu viel Energie. Es kommt mehr an, als verbraucht wird, und die Zellen machen dicht. Fraglos passiert das auch. Und die Verwertungsstörung zeigt sich umso mehr, desto größere Carbmengen ins System eingespeist werden. Doch der Kern ist: Die angelieferte Nahrungsenergie wird nicht ausreichend in den Zellspiritus ATP umgewandelt. Es wird zwar viel Energie zugeführt, aber da, wo sie gebraucht wird, ist zu wenig vorhanden. Viel von der Nahrungsenergie muss nun aus Gründen der schlechten Verwertbarkeit von den Zellen abgewiesen und als Fett zwischengelagert werden – was oft auf die gefürchtete Endlagerung hinausläuft.

Die zelluläre Energiekrise – im Energieüberfluss – ist schon lange vorher da. Kürzlich hat eine Studie von Setor Kunutsor gezeigt, dass die Muskelkraft in den Händen schon lange vor einer Diabeteserkrankung deutlich abnimmt. Das Testen der Griffkraft ist danach ein zuverlässiges Frühwarnzeichen für eine spätere Diabeteserkrankung.

Die Energiekrise in den Zellen hat noch zwei weitere biologische Folgen. Die Muskeln signalisieren, dass sie nicht bemüht werden wollen. Wie hoch auch immer die Motivation im Kopf ist, die Beine mögen da eigentlich nicht mitmachen. Zugleich verstärkt der Mangel an ATP den Appetit. Man hat zwar in der Bilanz mehr als genug Energie durch Nahrung zugeführt, ist aber nicht satt. Der Organismus ist voll auf Fettaufbau eingestellt.

Viele Tierarten wie auch Menschen erzeugen »absichtlich« eine solche Störung in der Energieverwertung, entwickeln eine Insulinresistenz. Damit können schnell enorme Reserven für große Aufgaben oder bevorstehende magere Zeiten, einen kargen Winter angelegt werden. Der Amerikanische Braunbär taucht, um schnell Speck für seine Winterruhe anzulegen, in Blaubeerbüschen ab und schlägt sich mit den an sich vergleichsweise kalorienarmen Minifrüchten unglaublich voll. Überreife Früchte liefern reichlich Fructose und sind dabei bereits an Vitamin C wieder verarmt. Ohne das antioxidative Vitamin erhöht die Fructose den Harnsäurespiegel. Der wiederum macht insulinresistent, sodass viel mehr von der verschlungenen Energie in die Fettdepots geleitet wird. Vögel, die über die Weltmeere fliegen, fressen sich vorher mit maststoffreicher Nahrung eine Fettleber an, tanken hierhin ihr Biokerosin. Auch wir Menschen, Überlebensweltmeister mit zehnmal so vielen Fettzellen, als uns eigentlich zustehen, wissen instinktiv, was den Fettaufbau fördert, und haben eine große Schwäche für solcherlei Maststoffe – haben diese uns doch so manch eisigen Winter, so manch dürre Steppe überleben lassen.

Es ist noch nicht lange her, da mussten wir die von Natur aus bescheidenen Mengen Maststoffe aufwendig verdichten, zu Kompott, Fruchtsirup und Glutamatkonzentrat wie Fischsoße zusammenkochen. Doch nun haben wir eine industrielle Massenproduktion davon. Die Maststoffisolate Zucker und Glutamat gehören zu den billigsten und am universellsten verwendeten Zutaten – neben nunmehr allerlei anderen Maststoffen. Während Bär und Vogel die brenzligen Folgen im Stoffwechsel vom Turbofettaufbau bald beim Winterschlaf oder Transkontinentalflug auskurieren können und auch wir dies früher nach der üppigen Spätsommervöllerei mussten, sind wir heute ganzjährig mit ungekannten Mengen an Stoffen in der Nahrung konfrontiert, die unseren Energiestoffwechsel stören.

Nicht die Carbs oder Fett an sich sind das Problem, sondern vor allem wie unsere Nahrung heute verarbeitet und zubereitet ist. Das torpediert eine gesunde Energieverwertung im Körper. Besonders eindrucksvoll belegen dies die Forschungen zur sogenannten Cafeteria-Diät. Eine Zufallsentdeckung. In den 1970-Jahren fütterte ein Student von ihm betreute Laborratten spontan mit ein paar Frühstückszerealien. Er war überrascht, wie begeistert die Tiere von diesem für sie ungewohnten Futter waren. So entstand die Idee, einfach im Supermarkt Speisen einzukaufen und zu untersuchen, wie es den Nagern mit der für Menschen zubereiteten Kost ergeht. Dabei bestand das neue Futter aus eher Unverdächtigem wie Hefebrot und Cheddarkäse, aber auch aus Würsten, Muffins, Keksen, Crackern, Chips und wiederum Frühstückszerealien.

Die Supermarktlebensmittel erwiesen sich als Mastfutter der Extraklasse. Die Tiere entwickelten innerhalb von kurzer Zeit eine Insulinresistenz. Sie produzierten doppelt so viel von dem Masthormon. Sie legten auch doppelt so viel an Gewicht zu wie eine Vergleichsgruppe von Artgenossen, die herkömmliches Mastfutter mit 45 Prozent Fettkalorien bekamen.

Während die Vergleichsgruppe ihre Nahrungsmenge drosselte, um sich an die erhöhte Kaloriendichte anzupassen, gab es für die Laborratten auf der Cafeteria-Diät kein Halten mehr. Sie erhöhten ihre Kalorienaufnahme über Muffins, Würstchen und Zerealien um 30 Prozent! Wenn Forscher ihnen gesundes Normalfutter zeitgleich anboten, verschmähten sie es. Selbst mit kleinen, aber spürbar schmerzhaften Strafen wie leichten Stromschlägen und Kälteschocks ließen sich die Tiere kaum von ihrem neuen Lieblingsfutter abbringen. Diese Tortur überzeugte sie gerade einmal, drei Prozent ihrer Nahrungsaufnahme über Normalfutter zu bestreiten.

Moderne Nahrung, für Menschen zubereitet, schlägt extrafettes, kalorienverdichtetes Mastfutter um Längen. Sie macht viel schneller dick, stört den Energiestoffwechsel viel schwerer – und beendet die Fähigkeit, frei über Nahrungsauswahl und Nahrungsmenge zu entscheiden.

Kleinere Studien an Ureinwohnern in Australien und Nordamerika haben gezeigt, dass sie, wenn sie unter westlicher Ernährung an Diabetes erkranken, diesen umkehren können, wenn sie zu ihrer traditionellen Nahrung zurückkehren.

Die Umkehrbarkeit von Diabetes, zumindest bei einem Teil der Betroffenen, ist nun auch wiederholt mit modernen Ansätzen gezeigt worden. Einmal mit Operationen zur Magenverkleinerung, aber auch nach besonders strengen Postulaten von Low Carb oder Low Calorie, oft noch in Kombination mit anspruchsvollem Sportprogramm.

Aber es ist unglaublich schwer, einem solchen Regime auf Dauer treu zu bleiben. Aus guten biologischen Gründen. Eben weil der Glucosesonderbedarf des Gehirns hier keine Berücksichtigung findet. Mit der stark gefallenen Insulinresistenz sieht es fürs Gehirn besonders traurig aus. Von dem wenigen, was an Glucose angeboten wird, schnappen sich die Muskelzellen nun plötzlich viel weg. Zur Gegensteuerung steigt deshalb nicht nur das Verlangen nach Carbs, es soll immer süßer und ungesunder werden. Heißhungerattacken auf Schokolade, Limo, Cornflakes und Chicken Nuggets mit ihrem AGE-Knusper werden in rauen Mengen verdrückt, um nicht nur viel Carbs anzuliefern, sondern auch wieder eine Insulinresistenz an den Muskeln aufzubauen.

Schlecht verwertbare Carbs, heute der Normalfall, sind wesentlicher Grund, warum wir unsere Finger nicht von Ungesundem lassen können. Instinktiv verteilen wir darüber Carbs in Richtung des leidenden Gehirns.

# FALSCH ZUBEREITETE STÄRKE REIZT DEN DARM

*»Nicht das, was wir essen,*
*sondern was wir verdauen, macht uns stark.«*

Francis Bacon (1561–1626)

Heute, so viel ist klar, machen Carbs weit weniger Spaß als früher. Es kommen weniger im Gehirn an, um für gute Stimmung und gute Ergebnisse zu sorgen. Außerdem stören sie auch noch den Frieden im Bauch.

Es ist ihre neue schwere Verdaulichkeit, die aus einer innigen Freundschaft ein angespanntes Verhältnis gemacht hat. Die Versuche, sich mit dem Verbannen von vermuteten Problemcarbs Erleichterung zu verschaffen, prägen längst das Essverhalten vieler Menschen. Soja- oder Hafermilch sollen die sonst von der Lactose aus Kuhmilch verursachten Verdauungsstrapazen ersparen. Andere versuchen durch Vermeiden von Weizen oder sogenannten FODMAPs eine Besserung zu erwirken.

Wer Milchzucker nicht verträgt, kann schon nach einem Glas Beschwerden bekommen. Von den etwa zehn Gramm Zucker wird dann ein Großteil oder sogar alles an die Bakterien im Dickdarm weitergereicht. Dort wird das Carb dann fermentiert, fördert Gasbildung, zieht Wasser in den Darm und kann zu Durchfall führen. Bei einer FODMAP-Diät werden Milchzucker, Fruchtzucker, Zuckeralkohole wie Sorbitol und auch kürzere Fructoseketten, die Fructane, die in Zwiebeln und Weizen stecken, drastisch reduziert, um dem Darm Carb-Fermentationsmaterial mit zwickenden Folgen zu ersparen. Mit Erfolg: Studien belegen eine deutliche Besserung der Darmbeschwerden, weniger Entzündung und eine gestärkte Darmbarriere.

Dabei wird aber der potenziell größte Lieferant für Fermentationsmaterial ausgeblendet: die Stärke. Wenn diese nicht gut zubereitet ist, wir sie deshalb nicht selbst verdauen können, wird sie im Dickdarm fermentiert. Dabei können durchaus 40 Gramm am Tag zusammenkommen. Es ist völlig normal und gesund, dass ein Teil der Stärke unbeschadet den Dünndarm passiert, aber nicht in diesen Mengen. Wenn schon zehn Gramm Milchzucker Probleme bereiten können, bei anderen FODMAPS geht es oft noch um geringere Mengen, dann ist diese Menge an Stärke zusammen mit anderen unverdauten Carbs und Ballaststoffen zu viel.

Unsere Anatomie ist offenbar sogar absichtlich darauf ausgelegt, dass unverdaute Carbs Beschwerden machen. Den letzten Verdauungsschritt, die Aufspaltung von Doppelzuckern in Einzelzucker, die aufgenommen werden können, erledigt die Darmschleimhaut. Die Amylase aus Speichel und Bauchspeicheldrüse sprengt Hunderttausende Verbindungen in der Stärke, aber das letzte Doppel, den Malzzucker, überlässt sie der Darmschleimhaut. Ist die durch eine Infektion oder übermäßige Verkeimung des Nahrungsbreis in ihrer Funktion eingeschränkt, bleibt mehr von den Carbs unverdaut. Daraufhin ziehen diese Wasser in den Darm und schicken so den heiklen Inhalt beschleunigt in Richtung Ausgang. Darminfektionen waren früher eine große Gesundheitsgefahr und in den Entwicklungsländern sind sie es auch heute noch. Aus gutem Grund sind zwei Drittel des Immunsystems im Darm stationiert. Da lohnt sich der unterstützende Biotrick mit unverdauten Carbs als Spülfunktion. Allerdings entsteht heute, gefördert durch reichlich unverdauliche Carbs wie schlecht aufgeschlossene Stärke, pasteurisierte Sauermilchprodukte, Zuckerersatz mit Sorbitol, leicht eine Dauerreizung, die sich immer weiter selbst verstärkt. Die vier Akteure Darmschleimhaut, Im-

munsystem, Carbs und Darmbakterien finden nicht ins Gleich-
gewicht zurück.

---

## CARBALARM IM DARM

Heute haben wir zu viele sich einer Verdauung widerset-
zende Kohlenhydrate in der Ernährung, die dann ungünstig fermentieren:

◇ schlecht zubereitete Stärke
◇ viel Milch (Latte macchiato)
◇ pasteurisierte Sauermilchprodukte
◇ Fructane in Weizen (wg. fehlender Sauerteigführung
  bei Brot)
◇ Zuckeralkohole als kalorienärmere Süßmacher

---

Übrigens geht bei einem Teil der Menschen der Spültrick nicht
auf. Viel fermentierbare Carbs bewirken bei ihnen das Gegenteil:
Verstopfung. Wenn methanbildende Darmbakterien sich kräftig
an den unverdauten Carbs bedienen, legen diese mit ihrem Gas
die Darmmuskulatur lahm. Bei einem Teil der Menschen sind
große Methanobrevibacter-Kolonien recht stabil, gehören offenbar zum persönlichen Charakter der Darmflora dazu.

Zur großen Menge an Fermentationsmaterial, die vor allem
schlecht gekochte Stärke liefern kann, kommt noch ein weiteres
Problem hinzu: Wie diese fermentiert wird. Vor allem Milchsäurebakterien fallen darüber her und produzieren dabei Milchsäure.
Das ist gut und gesund, aber bei viel Stärkefermentation wird das
Ambiente übersäuert, fühlen sich bald nur noch die Produzenten
selbst dort wohl. Jene Stämme geraten in Bedrängnis, die sich auf
»echte« Ballaststoffe spezialisiert haben und daraus große Mengen
von den so gesunden Butyraten bilden.

Auch wenn die Erforschung des Mikrobioms im Darm noch am Anfang steht, ist eines bereits jetzt klar: Umso vielfältiger die Bakterienwelt, desto stabiler ist sie und desto gesünder ist es für uns. Zumeist haben sich Bakterienstämme auf einen Carbtyp als Futter spezialisiert. Wird dieser reichlich angeliefert, explodiert ihre Zahl, bleibt das Carb aus, verbleiben bestenfalls noch Grüppchen. So entsteht durch ein vielfältiges Carbangebot eine vielfältige, stabile, gesunde Darmflora. Eine einseitige Stärkeschwemme mit Milchsäureüberangebot in der Folge ist demnach unerwünscht – alles in Maßen und bitte als Teil eines größeren Teams.

Bei uns ist der wiederholte Verlierer das Gehirn, wenn wir es beim Kochen der Carbs nicht so genau nehmen und damit ein sich verselbstständigendes Fermentationsgeschehen im Darm zulassen. Einmal wird die so begehrte Glucoseenergie verschwendet, von deren Energiegehalt dabei ein Bruchteil schließlich als Fett aufgenommen wird. Dann sind die gebildeten Fettsäuren noch eine ungünstigere Mischung. Aus Stärke wird vermehrt Propionsäure gebildet. Die entfaltet im Gehirn eine stark anregende Wirkung und Studien haben hier einen Zusammenhang mit autistischen Störungen gefunden. Propionsäure wird auch Nahrungsmitteln, etwa Brot, als Konservierungsmittel zugesetzt. 2019 hat eine Studie von Amir Tirosh nicht nur diese antreibende Wirkung aufs Gehirn bestätigt, sondern auch gezeigt, dass schon üblicherweise zugesetzte Mengen in kurzer Zeit eine Insulinresistenz fördern können.

Eine entgleiste Darmflora, angetrieben durch unverdaute Carbs, schwächt außerdem die Darmbarriere. Dann können vermehrt Bakterien übertreten und Reste von deren Hüllen, sogenannte Lipopolysaccharide, fördern entzündliches Geschehen im Körper. Diese verschlimmern auch depressive Verstimmungen und können sogar den Blutzucker nach kurzem Anstieg absenken und die Eigenproduktion an Glucose drosseln.

So kann eine Carbmahlzeit etwas Paradoxes bewirken: Bald im Anschluss verschlechtert sich die Glucoseversorgung. In der Folge wird der Gehirnstoffwechsel doppelt belastet – mit Energiemangel und LPS.

Damit nicht genug: Bei übermäßiger Fermentation wird auch die ohnehin nur bescheiden vorhandene Aminosäure Tryptophan von den überfütterten Bakterien verbraucht. Die fehlt dann zur Serotoninbildung für die Darmmuskulatur wie auch im Gehirn – was in diesem Verlangen nach süßen, schnellen Kohlenhydraten weckt. So folgen auf eine misslungene Carbkochaktion Unzufriedenheit in Kopf und Bauch sowie der unweigerliche Griff in die Nachtisch-Gruselkiste.

# DAS PROBLEM MIT DER NEUEN GETREIDEVER- ARBEITUNGSWEISE

## GETREIDE: WIDERSPENSTIGE NAHRUNG FÜR DEN MENSCHEN

Das Geniale am Getreide: Es ist selbstkonservierend. Es hat seine eigene biologische Schutzverpackung. Das muss es auch, schließlich sollen Fraßfeinde vergrault und widrige Bedingungen überdauert werden, damit eine neue Pflanze aus dem unbeschadeten kleinen Samen emporsteigen kann. Richtig gelagert kann eine Getreideernte Jahre halten, ganz ohne moderne Chemie. Eine Eigenschaft, die aus menschlicher Sicht gar nicht hoch genug bewertet werden kann. Ein Hochkonzentrat an Nährstoffen – und auch noch an Energie fürs Gehirn –, das bei guter Ernte ein ganzes Jahr und länger Nahrungssicherheit bringen kann. So avancierten die kleinen stärkereichen Samen mit Abstand zum Nahrungsmittel Nummer eins der Menschheit.

Für ihre Konservierungsfähigkeit mussten sich die Gräser für ihre Samen schon allerhand ausdenken. Sonst hätten ihre Nachkommen kaum eine Chance gehabt, in der Wildnis zu gedeihen und ebenfalls Nachkommen zu zeugen. Schließlich gibt es stets genug Hungrige wie Schimmelpilze oder Insekten, die Gefallen an dieser so kernigen Nahrung finden könnten.

Eine aus dem Boden gezogene Möhre, ein abgeschnittener Salatkopf oder eine gepflückte Aprikose machen klar, wie schnell normalerweise ein Herausreißen aus den Lebensadern diese Pflanzenwerke deren Verfall bewirken. Es braucht schon großen Einfallsreichtum der Natur, damit das Korn längere Zeit Kälte und Feuchtigkeit unbeschadet überstehen kann. Vor allem braucht es Abwehrmechanismen, um einen Befall oder gar Verschlingen zu verhindern. Zumindest soll sich der Verzehr nicht lohnen, die enthaltenen Nährstoffe nicht wirksam aufgeschlossen werden. Gerne kann das Mahl auch als unbekömmlich in Erinnerung bleiben. Aus Kornsicht ist es prima, wenn die theoretisch so hochwertige Nahrung realiter weitgehend unbeschadet den Verdauungstrakt des Fressers passiert – und dann vielleicht auch noch über Durchfall einen Wasser- und Mineralienverlust erzeugt.

Daher gibt es gleich mehrere Abwehrbollwerke im Korn. Einen gewissen Bekanntheitsgrad haben die Phytate erreicht, schließlich wurden diese oft von Kritikern einer Vollwertkost als Problemstoff im ganzen Korn benannt. Hier hat die Natur es geschafft einen Plusnährstoff, viel vom fürs Wachstum sehr wertvollen Phosphor, so zu verpacken, dass daraus ein Minusnährstoff wurde. Phytate sind für unsere Verdauungsenzyme nicht aufschließbar. Und es wird noch schlimmer: Sie gehen mit den anderen im Korn enthaltenen Mineralien wie Eisen, Magnesium und Zink eine kaum noch zu knackende Verbindung ein, sodass diese den Verdauungstrakt einfach passieren und wir sie nicht nutzen können. In den Getreiden stecken die Phytate vor allem in der Samenschale und teils auch im so wertvollen Keim.

Als erste Abwehrpalisade besteht der äußere Teil der Samenschale aus Zellulose, die mit Lignin gehärtet wird. Im Prinzip ist das so, wie Bäume ihr robustes Holz bauen – nur im Vergleich eine Lightversion.

Der kleine Keim als Entstehungsort der neuen Pflanze braucht besonderen Schutz.

Dort steckt im Weizen eine wohlgeschärfte Abwehrmaßwaffe. Diese zielt darauf ab, den Fraßfeind direkt gesundheitlich zu schädigen. Das sogenannte WGA, eine Abkürzung der englischen Bezeichnung Wheat Germ Agglutinin, findet sich, wie die Bezeichnung »Germ« – also Keim – schon sagt, genau dort. Beim Sprießen wandern die schlagkräftigen WGAs in die Blätter und Wurzeln, um diese vor Bakterien und Pilzen zu schützen. Der besonders aggressive Stoff kann die Darmwand angreifen, schwächt seine Barriere, die Fremdstoffe draußen halten soll.

Dann warten im Korn noch verschiedene Selbstzerstörungskaskaden auf das Zeichen für ihren Einsatz, etwa wenn sich ein Pilz von außen hineinflechtet oder ein Käfer knabbert. Das eben noch zeitstabile Korn wandelt sich nun im Eilverfahren in einen hinfälligen Patienten. Im Zentrum stehen Enzyme, die Fette zerschlagen. Den zuvor wertvollen Baustoff bekommt der Fraßfeind nur noch verbeult, gesundheitsschädlich ausgeliefert.

Solche Enzyme lauern im fetten Keim, aber auch in der Fruchtschale – schließlich beginnt dort oft der Schädlingsbefall.

Für den Menschen sind diese Kaskaden fürs Getreidemahlen interessant, ihr Voranschreiten bestimmt wesentlich über die noch verbleibende Geschmacksqualität des daraus komponierten Backwerks. Je nach Stadium schmeckt das Brot weniger überzeugend bis ranzig. Schließlich leiden auch die Backeigenschaften.

Für einen verbitterten Empfang von Fraßfeinden sorgen auch Enzyme, die enthaltene Phenole in unappetitliche, ja teils schädliche Substanzen oxidieren. Ohne diese Umwandlungstätigkeit der Enzyme wären viele der Phenole hochattraktive Biosubstanzen. Schließlich sind gesunde Antioxidantien darunter. Besonders interessant ist die bereits erwähnte Ferulasäure. Sie regt die zelleigene Produktion von Antioxidantien an. Dies macht sie zu einem heißen Kandidaten in der Anti-Aging-Forschung. Doch wenn die Zerstörungsenzyme richtig zum Zuge kommen, ist viel davon verloren. Diese »zündbare« Chemiebarriere wartet im weiter außen liegenden Bereich der Samenschale auf ihren Einsatz.

Scheinbar abwehrarm geht es im Vergleich zu Samenschale und Keim im dritten und letzten Kompartiment eines Getreidekorns zu – dem weißen Mehlkörper, auch Endosperm genannt.

Hier steckt sie geballt, die vom Menschen so sehr begehrte Stärke. Sie füllt den größten Anteil vom Korn. Doch sieht man von den Glucosegebilden ab, sind recht wenige Nährstoffe wie Vitamine und Mineralien vorhanden, dafür aber einiges an Proteinen. Aus Sicht vieler Vollwertköstler, Wissenschaftler und Low-Carb-Befürworter ohnehin ist der Mehlkörper der vernachlässigbare, wenn nicht gar zu vermeidende Teil.

Doch wenn die Schale überwunden ist und der Keim links liegen gelassen wird, ist noch lange kein sorgloses Mahl gewonnen. Die Glucose ist in Form von Stärkekörnern schroff verpackt, für die Verdauung ist sie noch schlecht aufschließbar. Außerdem fehlt es im Mehlkörper an Stoffen, die für eine gesunde Verwertung der geballten Nahrungsenergie notwendig sind – wie etwa das dafür dringend benötigte Vitamin B1 und Magnesium.

Und es wird noch unwirtlicher: Im Mehlkörper dominieren vor allem im Weizen noch andere Abwehrmaßnahmen, die den Genuss als möglichst unpässlich in Erinnerung bringen sollen. Dazu gehören Tricks, die dem als so wichtig erkannten Aufschluss der Stärke direkt entgegenstehen. Sie sind als Auslöser von Unverträglichkeiten bekannt, sogenannte ATIs, also Amylase-Trypsin-Inhibitoren. Das sind Eiweißgebilde, die speziell dafür entwickelt sind, die Enzyme von Fraßfeinden zur Stärke- und Eiweißverdauung abzufangen. Das Mahl soll sich nicht lohnen. Auf immerhin 0,5 bis 1,5 Gramm wird der tägliche Konsum dieser speziell designten Verdauungsstörer geschätzt.

In Roggen waren Antiamylasen derart wuchtig aufgestellt, dass ein Teig allein aus diesem Getreide nicht einmal mit der heutigen Turbohefe hochzubekommen war. Es musste schon mit Weizenmehl gemischt werden, um mithilfe der Amylase aus der Hefe genug Zucker für Gärung und Blasenbildung abspalten zu können. Oder es musste geduldig ein Sauerteig geführt werden, dessen Bakterien die Antiamylasen abbauten. Moderne Züchtungsverfahren haben diese Abwehrmaßnahme der Roggenkörner jedoch in neuen Sorten deutlich zurückgestutzt.

Die ATIs sind obendrein wirkmächtige Auslöser einer Entzündungsreaktion. Sie bringen das Immunsystem über den in der Fachwelt berüchtigten Toll-like Rezeptor 4 in aufgebrachte Stimmung. So wird die Stärke nicht nur schlechter verdaut, sondern auch von einer entzündlich gereizten Darmschleimhaut schlechter aufgenommen. Das Gehirn hat wieder einmal das Nachsehen, stattdessen wandert mehr Fermentationsmaterial für die Gasbildung in den Dickdarm weiter.

Als würde das noch nicht genügen, bauen Weizen, Roggen und Gerste auch noch ein Eiweiß, das schon konstruktionsbedingt allen Verdauungsversuchen trotzen soll – das Klebereiweiß Gluten. Erkenntnisse um seine biologischen Machenschaften führten zu einem neuen Ernährungstrend, bei dem ein Verzicht auf Träger des Problemeiweißes nicht nur Darmbeschwerden, sondern auch Übergewicht sowie Erkrankungen im Nervensystem oder der Haut kurieren sollte. Seit Langem bekannt ist die Zöliakie. Bei der Erkrankung greift das Immunsystem die eigene Darmschleimhaut an und zerstört diese, getriggert vom Gluten aus dem Getreide. Etwa ein Prozent der Bevölkerung ist davon betroffen.

Fremdeiweiß ist naturgemäß Bestandteil der Nahrung, ob nun aus Lammschulter, Bohne, Korn oder weit flüchtiger in Kohlrabi. Doch das soll im Verdauungstrakt bald so weit zerlegt sein, dass es nicht mehr als Fremdkörper vom Immunsystem angesehen wird, sondern als nährende Aminosäuren aufgenommen werden kann. Das verdauungsresistente Gluten stolziert nun aber weiter unbeschadet durch den Darm. Schon das alarmiert das Immunsystem. Doch mit dem Klebereiweiß haben sich Weizen, Roggen und Gerste etwas ganz besonders Hinterhältiges ausgedacht. Gluten hat den Schlüssel für die Törchen zwischen den Zellen der Darmschleimhaut und dringt so direkt in den Organismus ein. Das Immunsystem behandelt den Eindringling wie Bakterien und löscht diese aus. Im Glutenfahrwasser können auch noch vermehrt Bakterien die Barriere passieren und auch Wasser kann über die geöffneten Törchen verloren gehen. Auf immerhin 14,4 bis 24 Gramm wird der Glutenkonsum pro Tag angesetzt, von dem nun ein Teil sich selbst die Törchen ins wirklich Körperinnere öffnet. Damit können entzündliche Vorgänge weiter verschlimmert werden – womit dann auch wiederum die Ausnutzung der Nahrungsstärke eingeschränkt wäre.

Wie viele Menschen durch Gluten – jenseits von der Zöliakie – zusätzliche Beschwerden bekommen, ist hoch umstritten. Studien kamen hier zu sehr unterschiedlichen Ergebnissen. Die Häufigkeit in der Bevölkerung soll zwischen 0,5 und 13 Prozent liegen, eine große Spannbreite, die zeigt, wie unsicher die Erkenntnislage hier ist. Gluten allein würde wohl nur sehr wenigen Menschen Probleme bereiten. Doch zusammen mit weiteren Abwehrstoffen, die heute in unseren Speisen aus Getreide oft deutlich erhöht sind, kann Gluten leicht zu einem mächtigen Mitspieler auf der Gegenseite werden. Noch im gegnerischen Team: ATIs, schroff verpackte Stärke, auch noch unverdauliche Carbs in Form von Fructanen, Vertreter aus dem FODMAP-Universum. Dazu bittere Phytate, Phenole, bös oxidierte Fette. Lecker klingt das nicht, eher nach einem Rezept für einen schlechten Ruf – aber der ist ja auch vom Korn beabsichtigt.

Es wird wohl viele Menschen überraschen, ja aus Liebe zu Brot und Nudeln vielleicht auch schwer enttäuschen, dass die Körner so widerspenstig sind. Es besteht jedoch kein Zweifel: Sie wollen nicht verspeist werden. Auch nicht von uns. Und sie haben tief in die chemische Trickkiste gegriffen, damit das nicht passiert. Ein Abwehrsystem aus verschiedenen Palisaden aufgebaut.

Fraglos fordern diese dem Menschen viel Mühsal ab, die so reichen Nährstoffe dennoch gesund für uns zuzubereiten. Aber mit ihrer Kochkunst werden die Menschen sogar zum Profiteur der pflanzlichen Abwehrmaßnahmen. Eine Bauernfamilie konnte nachts selig in ihrer Hütte schlafen, während ihr Weizen auf dem

Feld wuchs. Der stille Reigen an so hochwertiger Nahrung hätte in für andere Arten leicht verdaulicher Form am nächsten Morgen stark dezimiert oder ganz verloren sein können.

Beim Getreide auf dem Feld gibt es für uns wenige Nahrungskonkurrenten. Schimmel allemal, obendrein achtlos durchs Kornfeld wandelnde Tiere oder welche, die das frühe Grün wegfressen. Aber viele schaffen es nicht in den Club.

Es sind die Fähigkeiten des Menschen zur Verarbeitung, die das widerspenstige Korn zu seiner so wertvollen fast Exklusivnahrung machen, zur bedeutendsten Menschennahrung. Über Generationen entwickelte Verarbeitungstechniken schließen nicht nur den Nährwert auf und bringen einen herrlichen Geschmack zur Entfaltung, vor allem räumen sie das kernige Arsenal der Abwehrmaßnahmen so ab, dass ein wunderbar verträgliches Nahrungsmittel entsteht. Leider werden diese Techniken heute unzureichend oder gar nicht mehr angewandt. Viele davon sind in Vergessenheit geraten.

Daran trägt die industrielle Nahrungsmittelverarbeitung wesentliche Mitschuld, flankiert von einer reduktionistischen Ernährungswissenschaft, die einzelne Nährstoffe für sich betrachtet, und einem blinden Fortschrittsglauben. Dabei ist das Problem nicht der Einsatz von Maschinen, um den Menschen von der Verarbeitungsmühsal zu befreien. Es ist die fehlende Achtung des traditionellen Erfahrungswissens, vielleicht aber auch mangelnde Wertschätzung gegenüber den Nahrungsmitteln und deren Genießern.

## MODERNE REISMÜHLEN UND HUNDERTTAUSENDE TOTE

Dabei hat die industrielle Carbverarbeitung längst ihren Titanic-Moment gehabt. Sogar mindestens zwei. Vielen Tausenden haben technische Neuerungen in der Getreideverarbeitung bald den Tod gebracht. Dennoch ist es nicht zu einem Umdenken gekommen, zu mehr Vorsicht oder gar zu einer systematischen Erforschung möglicher gesundheitlicher Folgen von neuen, industriellen Verarbeitungstechniken, die traditionelle ablösten und vergessen machten, zumindest bei Grundnahrungsmitteln.

Recht bekannt sind die Ereignisse um die ab 1870 in Asien eingeführten Reismühlen. Dieser scheinbare Fortschritt des automatisierten Reispolierens führte in Ostasien zu einer Epidemie von Beriberi. Bei der Erkrankung kommt es zu schweren Nervenentzündungen, Gehirnschäden, Herzmuskelerweiterungen. Die Erkrankung verschlimmert sich oft recht schnell und viele Betroffene versterben bald. Anfang des 20. Jahrhunderts soll nach Schätzungen die Beriberi im Jahr etwa 100.000 Menschenleben in Ostasien gefordert haben. Die Krankheit war auch schon vor Einführung der modernen Reismühlen beschrieben worden, doch erst danach entwickelte sie sich zu einer Epidemie.

Auch wenn der Zusammenhang früh vermutet wurde, blieb er lange umstritten. Der neue, sehr gründlich polierte Reis hatte einen schnellen Siegeszug hingelegt. Der Reis in reinem Weiß wurde oft als besonders wertvoll angesehen. Die industrielle Verarbeitung brachte auch eine ungeheure Erleichterung für den Alltag. Das so mühselige tägliche Reisstampfen mit Muskelkraft wurde nun von der Maschine besonders schnell und gründlich erledigt. Am Reiskorn sind die Spelzen fest angewachsen, sie gehen beim Dreschen nicht von allein ab, wie etwa bei Weizen. Dann entfernte die Maschinenpolitur nicht nur Spelzen und die bräunliche Samenschale, sondern auch den Keim. Damit waren die von den dort befindlichen Fetten ausgehenden Verderbskaskaden gestoppt. Nun war das Grundnahrungsmittel eine Konserve, der küchenfertige Reis konnte bequem aufbewahrt, über lange Strecken transportiert und gehandelt werden. Eine derart gründliche Entfernung von Schale und Keim war auch vorher schon über Stampfen möglich. Es erforderte allerdings viel Erfahrung und Geschick, das hinzubekommen, ohne einen Großteil der Reiskörner zu zerbrechen.

Mit dem ausgedehnten Maschinenschliff und der Superpolitur der Körner ist nunmehr ein Drittel der ursprünglichen Masse entfernt. Vor allem jener Teil, der Vitamine und Mineralien liefert, die für eine gesunde Verwertung der enthaltenen Energie unersetzlich sind. Im unpolierten Zustand enthalten 100 Gramm Reis 410 Mikrogramm Vitamin B1, gründlich poliert bleiben nur noch 60 übrig. Dies sollte sich als zentrale Ursache der Beriberi-Erkrankung herausstellen. Zusätzlich konnte der Reis nun mit chloriertem Wasser gewaschen und gekocht werden. Vitamin B1 ist wasserlöslich und reagiert empfindlich auf Chlor. Allein das Zubereiten mit »modernisiertem Wasser« der nun zur völligen Schutzlosigkeit polierten Körner senkt noch einmal den eben bestehenden B1-Restgehalt um 65 Prozent.

Vitamin B1, auch Thiamin genannt, ist unersetzlich für die Nervenfunktion. Es ermöglicht erst, dass der energiereiche Rest der Glucose nach den ersten Abbauschritten ohne Sauerstoff nun in den Mitochondrien verbrannt werden kann. Erst mit Thiamin können nach den ersten zwei Einheiten ATP, Zellspiritus, auch die noch verbliebenen 36 dort mit Sauerstoff gewonnen werden. Andernfalls staut sich unverbrauchte Restenergie in Form von Milchsäure und führt zu einer Säurebelastung des Gewebes. Um dem vorzubeugen, gehört der Herzmuskel zu den Vitamin-B1-reichsten Geweben des Körpers. Die oft bei Beriberi auftretende Herzmuskelerweiterung ist somit nicht überraschend.

Thiamin braucht es auch zur Bildung des Superantioxidans NADPH. Thiamin steht am Anfang des Pentose-Phosphat-Wegs, den wir bereits kennengelernt haben. Mit dem Anti-Beriberi-Vitamin ist aber lange nicht alles besprochen, was an gesundheitlich unersetzlichen Nährsubstanzen bei der Reispolitur verloren geht. Ganz vorne mit dabei ist auch das Mineral Magnesium. Dies wird nicht nur für die gesunde und schlanke Verwertung der Stärkeenergie gebraucht, es aktiviert auch erst das Vitamin B1.

Obwohl Wissenschaftler schon 1910 auf einer Konferenz in Manila zu dem Schluss kamen, dass Beriberi mit Sicherheit von hochgradig poliertem Reis ausgelöst wird, und Thiamin und sein Verlust beim Polieren bald als entscheidender Faktor erkannt wurden, brauchte es noch viel Überzeugungszeit. Gerade die Situation in Indien schien nicht ins Bild zu passen. Auch dort verbreiteten sich die mechanischen Reismühlen, ohne dass es zu einer Beriberi-Epidemie kam. Die Erkrankung trat hier weit seltener auf und war zudem mit der Monsunzeit verbunden. Grund für den weitgehenden Schutz ist wahrscheinlich, dass in Indien der Reis traditionell noch vor dem Schälen eingeweicht und gedämpft wurde. Dabei tritt ein Großteil der Nährstoffe, wie auch das Thiamin, aus der Samenschale ins Innere zum stärkereichen Endosperm über. Parboiling ist ein Verfahren mit langer Tradition auf dem indischen Subkontinent – 1500 Jahre alt. Der Forscher W Leonard Braddon veröffentlichte schon 1907 seine erstaunliche Beobachtung an Arbeitern in Malaya. Während chinesische Arbeiter dort mit der Kost auf Basis von poliertem Reis fürchterlich unter Beriberi litten, waren tamilische Arbeiter fast immun dagegen. Sie betrieben das aus ihrer Heimat mitgebrachte Parboiling. Dies zeigt, welch eine gesundheitliche Bedeutung ein traditionelles Verarbeitungsverfahren haben kann – und wie katastrophal es für die Tamilen gewesen wäre, wenn sie es als scheinbar überholt aufgegeben hätten.

Schimmeliger Reis hatte ebenfalls einen bedeutenden Anteil an den Beriberi-Erkrankungen. Die Schimmelentwicklung ist begünstigt, wenn der Reis vor der Lagerung nicht richtig trocknet oder eingelagerter Reis während der Monsunzeit feucht wird. Der Schimmel am Reis bildet ein Antivitamin gegen B1, das diesen Schlüsselstoff in der Energieproduktion unwirksam macht. Antivitamine gegen das Thiamin sind recht verbreitet, entstehen leicht bei mikrobiellem Befall und haben nachweislich auch schon wiederholt Massensterben bei Tieren in freier Wildbahn ausgelöst.

Mit Vitamin B1 als Präparat lässt sich Beriberi dramatisch bessern. Sein Zusatz an Nahrungsmittel, etwa an Mehl, verhindert die Mangelerkrankung. Eine treibende Kraft hinter der Entdeckung der Vitamine war ihr Verlust durch die neue industrielle Getreideverarbeitung und die daraus entstehenden Epidemien, von denen vor allem die armen, auf das Grundnahrungsmittel so angewiesenen Bevölkerungsschichten betroffen waren.

## VOM MAIS, VOM BEALL-DEGERMINATOR, VON DAMPFRÖSSERN UND VOM TAUSENDFACHEN TOD

Eine andere Katastrophe der Getreidefehlverarbeitung ereilte viele Menschen in Südeuropa. Nach dem Vorstoß der Europäer auf den amerikanischen Kontinent bot sich Mais, eine C4-Pflanze, mit seinen enormen Erträgen als Lösung an, die einer stark wachsenden Bevölkerung die nötigen Kalorien liefern sollte.

Es wurde allerdings nur die Pflanze, nicht aber das traditionelle Wissen um die gesunde Verarbeitung nach Europa importiert. Die Folge waren immer wieder Pellagra-Ausbrüche. Eine fürchterliche Erkrankung, die im englischen Sprachraum auch als die Krankheit mit den drei oder auch vier »D«s bezeichnet wird: Dermatitis, Diarrhea, Dementia, als viertes »D« kam oft Death, der Tod. Es kommt zu einer heftigen Schädigung der Haut, gerade in Reaktion auf Sonnenbestrahlung. Die Schleimhäute entzünden sich, der ganze Verdauungstrakt wird weidwund, vom Mundraum, über den Magen bis zum Darm. Es kommt zu einer Gehirnschädigung und schließlich in vielen Fällen zum Tod.

Wie sich später herausstellte, ist ein Mangel am B-Vitamin Niacin die Hauptursache der Erkrankung. Niacin ist der Vitaminanteil, der mit dem Glucoseprodukt zum gerade fürs Gehirn so wichtigen NADPH zusammengeschweißt wird. Niacin ist auch für Haut und Schleimhäute unersetzlich.

Mais ist relativ arm daran, das vorhandene Niacin ist zudem schlecht biologisch verfügbar. Viele Völker der amerikanischen

Ureinwohner hatten Mais als Grundnahrungsmittel. Sie haben diesen stets gekalkt, bevor sie daraus Tortillas und Co. backten. Diese sogenannte Nixtamalisation macht das enthaltene Niacin biologisch zugänglich. Daher waren die Krankheit Pellagra und deren Symptome unter der indigenen Bevölkerung unbekannt.

Das Verfahren zum verbesserten Aufschluss ist von zentraler Bedeutung. Denn beim Mais kommen noch weitere Faktoren hinzu, die für eine gute Niacinversorgung ungünstig sind, wie etwa seine Eiweißzusammensetzung.

In den neuen Maisländern, in Spanien, Südfrankreich, Italien, Rumänien und Russland, fehlte das Wissen um eine gesunde Verarbeitung und Zubereitung des so ertragreichen Getreides und es kam immer wieder zu Pellagra-Wellen.

Anfang des 20. Jahrhundert kam es in den Südstaaten der USA zu einer fürchterlichen Pellagra-Epidemie, die unter den armen Bevölkerungsschichten, vor allem in Waisenhäusern, Sanatorien und Gefängnissen, wütete. Eine Untersuchung von 1916 zeigte, dass 40 Prozent der Waisenkinder von der schrecklichen Erkrankung betroffen waren. Es wird geschätzt, dass über drei Millionen Menschen in den Südstaaten an Pellagra erkrankten und 100.000 daran verstarben.

Dem Arzt Joseph Goldberger gelangen wesentliche Schritte zur Aufklärung der Hintergründe dieser Epidemie. Er war schnell überzeugt, dass die Antwort in der Nahrung stecken würde. Mit Akribie machte Goldberger entscheidende Beobachtungen, die jedoch verwirrend erschienen. Während etwa in Waisenheimen viele Kinder an Pellagra erkrankten, war das Personal grundsätzlich nicht betroffen. Dabei speisten sie zusammen die gleichen Mahlzeiten. Allerdings durfte sich das Personal zuerst auftischen, sie suchten sich meist das fettarme Stück Fleisch aus. Wie sich später herausstellte, enthalten die Muskelpartien reichlich Niacin, wie auch viel von der Aminosäure Tryptophan, die im Körper zu Niacin umgewandelt werden kann – und so zur Versorgung mit dem Schlüsselvitamin beiträgt. Wie Goldberger später nachwies, kann Pellagra mit Fleisch geheilt werden. Der Niacinstatus des Betreuungspersonals dürfte aber auch aus noch einem anderen Grund besser gewesen sein: Sie hatten die Möglichkeit, auch außerhalb der Einrichtungen Nahrungsmittel zu erwerben.

Die typische Kost in den Südstaaten für die ärmeren Bevölkerungsschichten wie auch in diesen Einrichtungen war die der drei »Ms«, Meat, Meal, and Molasses – also Fleisch, Maisbrei und Melasse, das klebrig braunschwarze Nebenprodukt der Zuckerherstellung. Das Fleisch lief dabei aber zumeist auf ein günstiges Stückchen fettes Schwein hinaus. An dieser Kost hatte sich jedoch nichts Wesentliches verändert. Doch nun gab es die fürchterliche Epidemie, während die Pellagra zuvor nur vereinzelt aufgetreten war.

Mit einem Experiment wollte Goldberger die Sache 1915 endgültig klären. Nach heutigen ethischen Grundsätzen wäre sein Versuchsaufbau nicht mehr denkbar. Strafgefangenen der Rankin Prison Farm wurde eine Begnadigung angeboten, wenn sie eine abwechslungsarme Ernährung, vor allem auf Maisbasis, essen würden. Zunächst zählte das sogenannte »Pellagra Squad« zwölf Freiwillige. Tatsächlich litt bei Studienende nach neun Monaten die Hälfte unter Pellagra. Die Studie illustriert, welch fürchterliches Leid die Mangelkrankheit bedeutet, das durch Getreidefehlverarbeitung entsteht. Ein Teilnehmer klagte: »Ich ging durch Tausende Höllen.« Andere baten um eine erlösende Kugel, den schnellen Tod durch Erschießen. Goldberger wurde der Folter bezichtigt.

Bald entdeckte Goldberger, dass auch Hefe heilt – wie wir heute wissen, eine Vitamin-B-Bombe, Niacin darunter. Mit Maisbrei gefütterte Hunde waren an der tierischen Version von Pellagra erkrankt. Sie mochten aufgrund ihrer schlimm entzündeten Mundschleimhäute nichts mehr essen. Hefe wurde damals allgemein zur Appetitsteigerung verabreicht. Heute wissen wir, warum: Hefe ist extrem reich an dem Maststoffduo Glutamat und Nucleotiden. Der Appetitmacher Hefe erwies sich nun als

Heilmittel der Pellagra. Goldberger konnte mit dem günstigen Produkt viele Pellagra-Kranke heilen.

Eine seiner vielen so akribischen Beobachtungen konnte er noch nicht richtig zuordnen. Dabei wartete in ihr die Erklärung dafür, dass aus einer recht seltenen Erkrankung eine Epidemie mit 100.000 Toten wurde. Die Pellagra-Hotspots befanden sich entlang der Bahnlinie. Hier bezogen die Menschen ihren gemahlenen Mais aus dem Mittleren Westen. 1901 war der sogenannte Beall-Degerminator patentiert worden. Damit konnte dem Mais beim Mahlen der Keim sicher entfernt werden. Die normalerweise nach dem Mahlen einsetzende Zerfallskaskade der Fette war folglich ausgehebelt. Aus einem Frischeprodukt wurde eine Konserve, die auch über Tausende Meilen von Dampfrössern herangeschafft werden konnte. Im Keim ist das ohnehin spärlich enthaltene Niacin höher konzentriert.

Ländlichere Gebiete, die weiter weg von den Bahngleisen lagen, blieben noch dabei, den Mais größtenteils in alten wassergetriebenen Steinmühlen zu mahlen. Dort trat die Pellagra nur selten auf. Im Süden soll lange die Überzeugung verbreitet gewesen sein, steingemahlener Mais sei gesünder.

Die Aufklärung der Hintergründe und die Entdeckung der Vitamine führte nicht etwa dazu, dass die modernen rabiaten Verarbeitungsverfahren unserer Grundnahrungsmittel infrage gestellt wurden. Vielmehr war es nun möglich, die weggeraspelten Nährstoffe dem Mehl und anderen Nahrungsmitteln wieder künstlich zuzusetzen. Immer davon ausgehend, dass dies alles war, was an gesundheitlichem Wert verloren gegangen war.

## WALZENSTÜHLE STATT STEINMÜHLE

Da Reis und Mais in Zentral- und Nordeuropa keine Grundnahrungsmittel waren, blieben die gesundheitlichen Folgen ihrer modernen Verarbeitung für die Bevölkerung hier aus. Aber auch bei uns mahlen die Mühlen heute ganz anders, was unser Grundnahrungsmittel Brot fundamental verändert hat. Schon ab den 1820er-Jahren gelang es mit Fortschritten in den Mühlentechnik, Keimbestandteile recht gründlich abzutrennen und so ein haltbares Produkt herzustellen. Das helle Mehl konnte anschließend, etwa über Kanäle, in die schnell wachsenden Städte geschifft werden. Die entstandene Konserve war Grundlage dafür, dass Brot dort mit industrieller Massenproduktion hergestellt werden konnte. In der zweiten Hälfte des 19. Jahrhunderts setzte sich dann eine neue Mahltechnik durch, die helles Weißmehl zum normalen Müllereiprodukt machte: die Walzenstühle. Statt zwischen großen Mühlsteinen zermahlen zu werden, wurden die Getreidekörner nun zwischen zwei sich eng beieinander drehenden Walzen gebrochen.

Vorher war Mehl ein Frischeprodukt, dessen fortwährende Neuproduktion das Landschaftsbild prägte. Überall wurden Mühlen mit Wasser- oder Windkraft betrieben, um das Mehl für das Grundnahrungsmittel Brot herzustellen. Laut dem Domesday Book, für das die Besitzverhältnisse in England im Jahre 1086 systematisch erfasst wurden, kam auf 50 Haushalte eine Wassermühle.

Vor der Einführung der modernen Mahlverfahren und schließlich der Walzenstühle war eine dauerhafte Lagerung des Mehls nicht möglich, die Lagerform war das ganze Korn. Der Keim konnte vorher nicht ausreichend herausgesiebt werden. Damit war nach dem Mahlen stets die Selbstzerstörungskaskade der noch enthaltenen Fette in Gang gesetzt, die bald die Geschmacksqualität beeinträchtigte und schließlich einen ranzigen Geschmack hinterlassen konnte.

Weizenmehl wurde allerdings oft ein bis zwei Wochen Oxidationszeit eingeräumt. Das verbessert seine Backeigenschaften, musste aber deutlich begrenzt werden. Der Verlust an Nährstoffen durch die Herstellung des nun reinweißen Mehls war dramatisch. Die Vitamine und Mineralien, die eine gesunde Verwertung der im Mehlkörper enthaltenen Energie erst ermöglichen, gehen mit der gründlich abgetrennten Schale und dem fetthaltigen Keim größtenteils verloren. Vom Vitamin B1 verschwinden auf dem Weg vom ganzen Weizenkorn zum Weißmehl rund 85 Prozent. Ähnlich dramatisch ist der Verlust an Niacin. Vom Magnesium gehen etwa zwei Drittel verloren.

Sehr problematisch ist auch der fast völlige Verlust vom fettlöslichen Vitamin E. Eine schlechte Versorgung damit wurde mit einer verringerten Fruchtbarkeit in Zusammenhang gebracht. Kritiker sahen in der Einführung der Walzenstühle eine mögliche Ursache für den in der Folgezeit beobachteten Rückgang in der Geburtenrate um mehr als die Hälfte von 1872 bis 1941 in Großbritannien.

Angesichts etlicher Neuerungen im Zuge der Industrialisierung ist die Umstellung auf die Weißmehlkonserve fraglos nur eine von vielen möglichen Erklärungen. In jedem Fall kam es unter der Arbeiterschaft in den Städten zu einer gesundheitlich hochprekären Lage. Dazu mag das vitamin- und mineralienarme Weißmehl beigetragen haben, aber eine Rolle spielten auch Armut, ungesunde Arbeitsbedingungen, extreme Arbeitszeiten, beengte Wohnverhältnisse, von Industrieschloten verrußte Luft, fehlendes Sonnenlicht und damit Schwierigkeiten, genug Vitamin D zu bilden. Infektionskrankheiten wie die Choleraepidemien, Keuchhusten und Tuberkulose fanden in den Geschwächten ideale Bedingungen für ihre Ausbreitung.

Der Nährstoffverlust bei der Weißmehlproduktion steht außer Frage. Das Grundnahrungsmittel Brot verlor enorm an gesundheitlichem Wert. Doch in der Folge sind nicht unmittelbar solche Gesundheitskatastrophen entstanden wie bei Reis oder Mais als neu verarbeitetem Grundnahrungsmittel. Europa blieb eine offensichtlich mit der Einführung der Weißmehlkonserve in Zusammenhang stehende Gesundheitskatastrophe möglicherweise auch deshalb erspart, weil die Menschen sich mit dem bereits steigenden Lebensstandard mehr ergänzende Nahrungsmittel leisten konnten. Doch sofern nicht gezielt die Vollkornversion davon angesteuert wird, leben wir heute weiterhin mit dem in seinem gesundheitlichen Wert so abgestürzten Mehl, Reis und Brei.

Schon bald wurde der Konsum der neuen Weißmehlkonserve mit der Epidemie von Zivilisationskrankheiten in Zusammenhang gebracht, die seit seiner Einführung einen enormen Zuwachs verzeichneten. Dazu gehören insbesondere Diabetes, starkes Übergewicht und Herz-Kreislauf-Erkrankungen.

Es ist zwar denkbar, dass die Defizite durch andere Nahrungsmittel voll ausgeglichen werden können. Aber schon beim Magnesium ist das fraglich. Viele Menschen sind damit nachweislich schlecht versorgt. Mit industriellem Weißmehl verzehren sie dann in dieser Ausgangslage viel Energie, ohne den Schlüsselstoff für die Verwertung ausreichend mitzuliefern.

Das Mineral ist an über 600 Stoffwechselreaktionen im Körper beteiligt. Viele davon betreffen die Glucoseverbrennung. Von der Aufnahme in die Muskelzelle, dem Scharfmachen des eingeschleusten Energiepakets, bis zu seiner Zündung geht ohne Magnesium in der Zelle nichts. Zwangsweise muss der Körper, wenn es an dem Mineral mangelt, viel von der aufgenommenen Carbenergie in Fett umwandeln und deutlich mehr Nahrung aufnehmen, um bei derart schlechter Ausnutzung immer noch ausreichend Energie für die Lebensfunktionen in den Brennkammern zu produzieren.

Selbst die Antioxidantien, die nicht zur Nährstoffwelt gehören, könnten wesentlich an einer gesunden Verwertung der im Korn enthaltenen Energie beteiligt sein, gerade die Ferulasäure. Die fährt nicht nur den bei der Verbrennung benötigten antioxidativen Schutz hoch, sie beteiligt sich auch an der Umsetzung von Glucose in Muskelkraft. Ferulasäure fördert die Glucoseaufnahme in die Muskulatur. Der kernige Stoff aus dem Korn verdoppelt bei Mäusen im Laborversuch die körperliche Ausdauer.

Die Ferulasäure steckt reichlich und gut zugänglich in der Aleuronschicht. Das ist die innerste, proteinreiche Schicht der Samenschale, beim Reis auch Silberhäutchen genannt. Auch weiter außen befindet sich viel Ferulasäure, doch die ist fest verschweißt. Die Aleuronschicht fehlt heute oft im Produkt.

Möglicherweise geht es um mehr, als die Einzelstoffe für sich zu zählen. Das volle Getreidekorn ist vielmehr eine Wirkeinheit. Wir haben uns biologisch über unsere Evolution angepasst, all seine Bestandteile auf einmal zu verzehren. Jedenfalls sind Getreidespeisen heute nicht mehr die Hauptnahrung, mit der wir (gehirn-)groß geworden sind, an die wir uns biologisch über die Evolution angepasst haben. Sie sind nicht mehr so, wie wir sie eigentlich kennen und herbeisehnen.

Letztlich hat man es sich trotz der fürchterlichen Katastrophen sehr einfach gemacht. Die rabiate industrielle Verarbeitung hat man schlicht beibehalten, sich teilweise mit nachträglichem Vitaminersatz aus der Affäre gezogen. Dabei hätten die Katastrophen allemal Anlass sein sollen, insgesamt vorsichtiger vorzugehen.

177

# DER VOLLKORNIRRTUM

## BEWEGUNG »ZURÜCK« ZUM VOLLEN KORN

Von Anfang an, schon seit den 1820er-Jahren, wurde das super-helle Mehl von viel Skepsis und Kritik begleitet. Viele Menschen waren der Auffassung, hier sei Wesentliches vom Korn verloren gegangen. Der seitdem entfernte Keim trägt viel zum typischen, zuvor gewohnten Brotaroma bei.

Für die insbesondere im deutschen Sprachraum entstehende Lebensreformbewegung, der Fortschrittsglaube und Turboindustrialisierung nicht geheuer waren, wurde der Streit ums gesunde Korn zu einem ihrer Schlüsselthemen. Dabei konnte sie sich allerdings zunächst nicht auf die vielen bei der Weißmehlherstellung verlorenen Vitamine und die gesundheitlichen Folgen daraus berufen. Diese wurden erst rund 100 Jahre nach dem Beginn der Getreideblankputzerei entdeckt. Kritiker mussten zunächst auf Gefühl, Geschmack und vielleicht auch Beobachtungen zurückgreifen.

Mit dem Gefühl, dass am Grundnahrungsmittel Getreide zu stark mit der neuen Weißmehlproduktion eingegriffen wurde, lagen sie richtig. Gerade für die Gesundheit der ärmeren Bevölkerungsschichten war der Siegeszug der Weißmehlkonserve eine Bedrohung. Gleichzeitig waren die sehr wohlhabenden Schichten, die schon länger auf möglichst weißes Brot und Zucker schworen, bereits von Gicht und Übergewicht geplagt.

Auch die eng mit der Lebensreformbewegung verbundene Naturheilkundebewegung, die in den 1830er-Jahren entstand, nahm Weißmehl wie auch bald raffinierten Zucker ins Visier. Es bildete sich die Überzeugung heraus, dass die industrielle Nahrungsmittelverarbeitung wesentlicher Treiber der sogenannten Zivilisationskrankheiten sei. Es brauche ein Zurück zur Natur. Nur eine möglichst natürliche Nahrung sei gesund. Die oft von Industrieschloten verrußte Stadtluft verstärkte die Idealisierung des einfachen, aber naturnahen und gesunden Landlebens.

Recht treffend brachte der Pfarrer und »Wasserdoktor« Sebastian Kneipp (1821–1897) das Ressentiment gegen das nun industriell hergestellte Grundnahrungsmittel auf den Punkt. Er meinte, dem neuen Weißmehl sei die beste Kraft entzogen. Das Brot sehe fein aus, aber nähre wenig. Er empfahl statt einem Brot aus dem »Kunstmehl fast blendend weiß«, wie er schrieb, ein Brot, so wie es die meisten »Landleute« noch selbst backten.

In Amerika hielt der presbyterianische Prediger Sylvester Graham (1794-1851) die industrielle Weißmehlproduktion für einen schweren Fehler. Seine Empfehlung: Das Brot solle wieder aus einem Mehl aus dem vollen Korn gebacken werden, am besten selbst. Sein rustikales Schrotbrot wurde als Grahambrot bekannt.

Volles Getreide sollte ebenfalls wieder als Brei gegessen werden, forderten viele Protagonisten der Bewegung, schließlich war diese Kornpräparation früher auf dem Land sehr verbreitet. Der amerikanische Arzt John Harvey Kellogg (1852–1943) sollte die Idee in noch einer ganz anderen Version zum Welthit machen – die Kellogg's Cornflakes. Das knusprige Maisprodukt, industriell hergestellt und als gesundes Getreide vermarktet, machte Bacon and Egg seinen Platz auf dem amerikanischen Frühstückstisch streitig.

Das Müsli, Ikone des vollwertigen Getreidefrühstücks, geht auf den Schweizer Arzt Maximilian Bircher-Benner (1867–1939) zurück. Die Idee für sein Müsli kam nach seinen Angaben von einer Speise, die ihm auf einer Alpenwanderungen von einer Kuhhirtin angeboten worden war. Das Müsli startete zunächst allerdings als Fruchtmus, zumeist einem Apfel, mit geriebenen

Nüssen, gesüßter Kondensmilch, Zitronensaft, jedoch nur einem Esslöffel sorgsam eingeweichtem und gemahlenem Hafer. Dieses Ur-Müsli bezeichnete Bircher-Benner auch als diätetische Apfelspeise, die von den Patienten in seinem Sanatorium regelmäßig verzehrt werden sollte. Für Bircher-Benner war rohe (Pflanzen-) Kost die gesündeste Kost. Er verwendete die Kondensmilch, die heute sicherlich viel Widerwillen auslösen würde, wie er mitteilte, aus hygienischen Gründen.

Dieses Ur-Müsli fristete lange ein Dasein als Nischenmahl. Der mit großen Gesundheitsversprechen belegte Brei begann seine Weltkarriere erst, nachdem der Getreideanteil deutlich hochgefahren worden war.

Lange nahm die Vollkorn- und Müslibewegung eine Außenseiterstellung ein, ihre Anhänger wurden (– wenig wohlwollend– ) als »Müslis« oder »Körnerfresser« bezeichnet. Mittlerweile sind ihre Ideen jedoch zum wissenschaftlichen Mainstream geworden. Fachgesellschaften empfehlen, mehr Vollkornprodukte zu essen. Nach Expertenvorstellung verzehrt die Bevölkerung zu wenig davon. In Deutschland werden täglich 24 Gramm Ballaststoffe verzehrt statt der von der Deutschen Gesellschaft für Ernährung empfohlenen 30, die insbesondere in Vollkorn enthalten sind. In den USA werden 40 Gramm Vollkornprodukte am Tag empfohlen, 80 Prozent der Amerikaner machen da bisher noch nicht ausreichend mit.

Etliche Studien belegen einen deutlichen gesundheitlichen Vorteil, wenn Vollkornprodukte bevorzugt werden. 2016 hat Dagfinn Aune 45 Studien ausgewertet. Danach verringerten 90 Gramm Vollkorn am Tag, was zwei Scheiben Vollkornbrot entspricht, das Risiko für Herz-Kreislauf-Erkrankungen um etwa ein Fünftel. Das Risiko, im Studienzeitraum zu versterben, sank insgesamt um 17 Prozent, an Krebs um 15, an Diabetes sogar um 51 Prozent.

Eines der großen Argumente, das für Vollkorn ins Feld geführt wird, lautet: Die enthaltenen Ballaststoffe verlangsamen die

Aufnahme der Kohlenhydrate. Der Blutzucker steige langsamer und nachhaltiger. Vollkorn mache länger satt.

Mit den Ballaststoffen aus der Getreideschale, ihrer äußeren Kleieschicht, verbinden sich zudem noch besondere Hoffnungen auf Hilfe: Sie sollen gegen Verstopfung wirken, indem sie Wasser binden und für mehr Stuhlvolumen sorgen.

## PROBLEME MIT VOLLKORN

Immer schon haftete dem Getreidemüsli, erst recht dem über Nacht eingeweichten Frischkornbrei aus ganzen Körnern der Ruf an, möglicherweise gesund, aber nicht besonders gut verdaulich und verträglich zu sein.

Offenbar funktionieren die ins Korn eingebauten Abwehrstoffe und Verdauungshemmer wie Phytate, Antiamylasen, WGAs, die den Konsum mit einer Attacke auf die Darmwand bestrafen. Die rohe Stärke ist schlecht aufschließbar. So machen diese Abwehrmaßnahmen im Bauch Werbung fürs industrielle Weißmehl, bei dem viel davon mit dem Heraussieben von Schale und Keim entfernt ist.

Die Problemstoffe aus dem Vollkorn werden aber auch schon beim Kochen und Backen entschärft. Die Beschwerden über eine Unverträglichkeit von Vollkornbrot fallen deutlich geringer aus als die über den kalten Brei.

Das fürs Vollkornbrot verwendete Mehl ist aber nicht das, was bis vor 200 Jahren zum Brotbacken verwendet wurde, auch bei Landbrot nicht. Denn mindestens seit der Antike wurde versucht, möglichst viel Kleie aus dem Mehl herauszusieben. Die Kleie ging ins Viehfutter oder auch in Brei und Brot verarmter Bevölkerungsschichten.

Beim althergebrachten Mehlsieben blieb noch allerhand vom Keim und der Aleuronschicht zurück, sodass ein weit größerer Teil an Vitaminen und Mineralien erhalten blieb. Das traditionelle Weißmehl wirkt gesundheitlich anders als die industrielle Weißmehlkonserve.

Die Vollkornbewegung mit ihrer Kritik am Industriemehl verweigert auf ihre Weise das urzeitliche Carb-Verarbeitungsversprechen. Das volle Korn wird zu dem erklärt, worauf es ankommt. Seine Verarbeitung soll den gesundheitlichen Wert zusehends beeinträchtigen.

Somit haben wir heute zwei Produktreihen im Angebot, mit denen spürbar etwas nicht stimmt. Brot aus der Weißmehlkonserve hinterlässt eine Art stumpf-leeres Gefühl, als fehle etwas, um satt und zufrieden zu werden. Währenddessen bleibt bei Vollkornprodukten der Eindruck, hier sei etwas zu viel enthalten, ein teils recht rustikaler Geschmack, eine Schwere inklusive. Eine leicht holzige Note ist bei braunem Reis kaum zu leugnen. Vollkornnudeln konterkarieren das feine Aroma von Gemüsesoßen, so manche Scheibe Schwarzbrot lässt nicht einmal kräftigem Räucherlachs obenauf die Chance, an der ausgelösten Geschmacksempfindung nachhaltig teilhaben zu dürfen.

Von Müsli oder auch nur Vollkorn sehr überzeugt, ernten Westler auf Reisen in anderen Kulturkreisen wenig Verständnis bis entgeisterte Blicke, wenn sie ihre erdige Vollkornkost mitbringen oder das Fehlen eines entsprechenden Angebots vor Ort bemängeln. Dabei müsste doch unser Grundnahrungsmittel genau in der Form sofort überzeugen, wie wir es mit seiner biologischen Wirkung über etliche Generationen kannten.

## DAS RICHTIG GESCHÄLTE KORN:
## TOPVERDAULICH & GESUND

Beide Ansätze, der industriemoderne wie auch der scheinbare retro, »zurück« zum vollen Korn, setzen die Trennung der Getreidekornbestandteile an der falschen Stelle an. Beim industriellen Weißmehl bleibt fast nur der Mehlkörper mit der vielen Stärke, bei Vollkorn bleiben Mehlkörper, Keim und Schalenteile unangetastet, nur Spelzen dürfen ab, die weitere, klar holzige Schutzhülle, die sich ohnehin bei Nacktgetreiden wie Weizen schon beim Dreschen ablöst.

Doch in der traditionellen Verarbeitung, der Vorbereitung des Getreides für den Kochprozess, folgt aufs Entspelzen noch das Entfernen der außen liegenden Kleieschicht. Damit ist das traditionelle Produkt hell und offiziell kein Vollkorn mehr.

Fraglos gehen mit dem Abtrennen der Kleieschicht, dem äußeren Teil der Samenschale, auch allerhand wertvolle Nährstoffe verloren, wie auch die mit der Zelluloseschicht verbundenen Hoffnungen auf Hilfe bei Verstopfung.

Doch die Menschheit, historisch genau genommen vor allem Frauen, aber auch Sklaven haben unfassbare Mühsal auf sich genommen, diese Trennung zwischen äußerer und innerer Schale tagtäglich vorzunehmen. Und das ist alles andere als einfach. Denn die beiden sind miteinander verwachsen und müssen durch ständiges und wohldosiertes Erschüttern dazu gebracht werden, voneinander loszulassen – mit Getreidestampfen.

Jeder kennt Bilder von Afrikanerinnen, wie sie einen Holzstampfer in einen Mörser treiben, oft noch mit einem Kind auf den Rücken gebunden. Unendlich viele Stunden ihrer Lebenszeit haben Frauen mit Getreidestampfen in den unterschiedlichsten Weltregionen verbringen müssen. All das, um aus den Carbs möglichst viel Glucose fürs Gehirn zu gewinnen.

Bei den durch die Sahara ziehenden Tuareg dauerte das Stampfen des Tagesbedarfs an Getreide für die Familie etwa ein bis zwei Stunden. In Ostasien ist es der Reis, der auf diese Weise frisch für den Tag kochfit gemacht wird. Nachweislich bleibt dabei auch viel von der nährstoffreichen Aleuronschicht, vollgepackt mit B-Vitaminen, Mineralien und Proteinen, erhalten. Immer schon wird in Ostasien weißer Reis gegessen. Doch der ist eben nicht der gleiche wie ein von mechanischen Reismühlen gründlich geputzter Reis mit langer Haltbarkeit. Wenn er fertig gestampft ist, dann ist er wirklich hell und damit ganz anders als der hier als so gesund empfohlene braune Vollkornreis.

Immerhin gibt es auch fußbetriebene Reisstampfer, die eine große Erleichterung darstellen. Die funktionieren ähnlich wie eine Wippe, mit einem Stößel am anderen Ende, der in eine mit Getreide gefüllte Mulde fällt. Oft springen mit jedem Stoß Getreidekörner heraus, die dann mit einem langstieligen Schieber auch von der Person, die am anderen Ende diese Art Stampfwippe betätigt, zurück in die Mulde geschoben werden. Manchmal übernimmt diese Aufgabe auch eine zweite Frau.

Die mit Ermüdungstaktik abgeklopfte Kleiehülse und verbliebene Spelzen werden dann durch Windsichten, in kleinem Korb, auch Worfeln genannt, abgetrennt. Da die Kleie leichter als das Korn ist, trennen sich die beiden, wenn sie geschickt in einer Korbschale hochgeworfen werden. Dann folgt noch das Verlesen, das Herauspicken von Verunreinigungen. Schließlich kann der helle Reis gekocht werden.

Angesichts der Mühsal des Stampfens, die weltweit betrieben wurde, dem stundenlangen Binden einer so wertvollen Arbeitskraft wäre das eine unfassbare Fehlinvestition, wenn sich daraus kein gesundheitlicher Nutzen ergeben würde. Noch grotesker wäre es, wenn es dabei zu einem deutlichen Verlust an gesundheitlichem Wert käme, was laut Vollkornphilosophie hier passiert. Die ohnehin für einen Großteil der Bevölkerung knappe Nahrung wird nun auch noch in stundenlanger Mühsal entwertet – und das auch noch global. Diese Sichtweise funktioniert nicht. Offenbar wurde in die Vollkornphilosophie zu Beginn ein Fehler eingewoben, der trotz gegenläufiger Beobachtungen nicht korrigiert wurde. Währenddessen wurde auf der gegenüberliegenden Seite traditionell hergestellter weißer Reis mit von modernen Reismühlen hergestelltem gleichgesetzt, traditionelles helles Mehl mit der modernen Weißmehlkonserve.

Immer schon galt die äußere Kleieschicht als schwer verdaulich. Es stand außer Frage, dass sie entfernt werden musste. In

China wurde die Kleieschicht nur zu Hungerzeiten als Notnahrung verzehrt. Buddhisten empfahlen explizit hellen Reis. Wer nicht musste, tat sich die spröden Hüllen nicht an.

Für den Carbesser Mensch ist Stampfen jenseits vom Gewürzezerpulvern und der Eigenproduktion von Pesto heute praktisch völlig vergessen. Dabei ist diese Tätigkeit tief mit seiner Existenz und Gesundheit verbunden. Das war schon vor über 85.000 Jahren in der Höhle in Südafrika so, wo das erste bisher nachgewiesene Kochrezept – auch mit Stampfen – umgesetzt wurde. Das Mürbeklopfen von stärkereichen Knollen gehört seit Ewigkeiten zur Erschließung von Nahrung dazu, bei der zunehmenden Verwendung von Grassamen als Grundnahrungsmittel ohnehin.

Stampfen gehörte seit Urzeiten zur Getreideverarbeitung. Auch in Göbekli Tepe waren Mörser und Stößel Grundausstattung. Laut Plinius gab es schon im ersten Jahrhundert nach Christus in ganz Italien von Wassermühlen getriebene Stampfen, die Gerste für den Verzehr vorbereiteten. Das lateinische Wort für Müller wie auch für Bäcker heißt Piston, also Stößel, was die enge Verbindung von Verarbeitungswerkzeug und damit essbar gemachten Getreideprodukten aufzeigt. Die mykenische Kultur im vorklassischen Griechenland schrieb noch in Hieroglyphen. Für das Wort Mehl wurde ein Mensch mit großem Stampfer gezeichnet.

In ausgegrabenen Arbeitersiedlungen aus dem Alten Ägypten fanden Forscher in den Haushalten Mörser aus Kalkstein. Drum herum ließen sich Spuren von Getreide nachweisen. Hier wurde offenbar auch Getreide »geschält«. Die Mörser waren zu flach, um das Getreide zu zerstoßen, auf diese Weise Mehl zu produzieren. Die Körner würden bei so festem Zustoßen ständig herausspringen. Allerdings war die Weizensorte des Alten Ägyptens Emmer, bei der die Spelzen fest verwachsen sind. Es ist daher so nicht erkennbar, ob hier nur die Spelzen abgetrennt wurden oder auch die darunterliegende Kleieschicht.

In jedem Fall ging es danach für das Getreide auf dem Reibestein weiter. Für das Mahlen von zwei Kilogramm Mehl wurden im Alten Ägypten geschätzt 3 bis 3,5 Stunden aufgewendet. Immer wieder zeigt sich der enorme Aufwand, mit dem das Grundnahrungsmittel verarbeitet und für den Verzehr vorbereitet wurde. Mit der Feldbestellung und Ernte war es für die Menschen noch lange nicht getan. Viele Befürworter einer Vollkornkost sehen das grundsätzlich anders, gerade jene, die einen Frischkornbrei für das Gesündeste halten. Folgt man ihnen, waren diese unendlichen Mühen nicht nur völlig unnütz, sondern sogar geradezu ein Frevel an dem Naturgeschenk, das dadurch viel von seinem Gesundheitswert verloren haben soll. Für Low-Carb-Befürworter wäre das alles ohnehin ein Irrweg.

## ALPINER WISSENSSCHATZ UMS GESUNDE KORN

In Europa wurde das Stampfen früh vergessen. Viele Fürsten verhängten einen Mühlenzwang, die Bauern mussten ihr Getreide dort vermahlen, durften es nicht in Eigenarbeit nach ihren Standards und ihrem eigenen Geschmack fit für den Verzehr machen.

So gab es für die Fürsten eine Kontrolle über die Besteuerungsgrundlage, während Esser ihrer eigenen Feldfrüchte die Kontrolle über die Vorbereitung des Korns für einen Stärkeaufschluss im Kochprozess verloren.

Doch in einigen abgelegenen alpinen Refugien, wo die Mächtigen weniger Zugriff hatten und Anwohner dem Fortschritt in der industriellen Nahrungsmittelverarbeitung nicht blind folgen wollten, blieben Werkzeuge der traditionellen Getreideverarbeitung sowie das Wissen darum noch bis in die Mitte des vergangenen Jahrhunderts erhalten.

Es war die Österreicherin Anni Gamerith (1906–1990), die systematisch das alte Wissen sammelte und alte Verarbeitungsge-

räte aufstöberte. Jahrelang fuhr sie mit dem Rad in die entlegenen
Regionen auf Entdeckungsreise. Ihr Unterfangen war schwierig.
Sie soll oft ausgelacht worden sein, wenn sie sich in den entlegenen Bergorten nach alten Geräten und Menschen mit Wissen um
die traditionelle Getreideverarbeitung durchfragte.

Aber es gelang ihr, ältere Leute zu finden, die ihr noch berichten konnten, was vor wenigen Generationen ein über viele
Jahrhunderte aufgebautes Allgemeinwissen war, über Tätigkeiten,
die den Alltag der Menschen so lange bestimmten – und nun gemeinhin als überholt angesehen wurden. Angesichts der enormen
Einsparung an Arbeitszeit und Mühe durch die mechanischen
modernen Mühlen war aber auch hier diesem Fortschritt nicht
auf Dauer zu widerstehen.

Doch immer wieder stieß Gamerith auf Menschen, die betonten, dass die Getreideprodukte aus der modernen Verarbeitung sich bei der Zubereitung deutlich anders verhielten und
auch anders schmeckten. Viele mochten die neuen Breie, etwa
aus Hirse, die vor nicht allzu langer Zeit noch ihre Alltagsnahrung waren, nun nicht mehr essen. Ähnliches wurde auch 1900
aus Ostpreußen berichtet. Die Bauern bevorzugten dort ihre gestampfte Gerste gegenüber der modernen geschmirgelten Mühlengerste.

Beim Stampfen wurde sehr sorgsam vorgegangen. Mit Geduld und Können sollten verbliebene Spelzen entfernt werden
und der darunterliegende schwer verdauliche Außenteil der
Schale mürbe geklopft werden, sodass sich diese schließlich von
der Aleuronschicht abtrennte. Die Körner sollten dabei möglichst
erhalten bleiben. »Ganz feinsinnig« müsse man leicht stoßen, haben laut Gamerith Altbäuerinnen ihr erklärt.

Stößel und Mörser waren meist aus Holz, jedenfalls einem
nicht so harten Material, die Mörser manchmal auch aus weichem Stein wie Sandstein. Der Stößel wurde beim Hinunterstoßen oft im letzten Moment losgelassen, sodass ein Teil der
Energie zurückspringen konnte. Die Mörser waren mit Getrei-

dekörnern hoch genug gefüllt, dass die Körner vor allem gegen-einanderrollten und -stießen – und nicht zwischen Mörserboden und Stößel zerdrückt wurden.

Oft gab es für unterschiedliche Getreidearten eigene Geräte. Sogar schon unterschiedliche Körnergrößen und Sorten konnten die richtige Dosis an Kraft verschieben. Das war aber auch mit dem bequemeren Fußstampfen möglich und gelang sogar mit wassergetriebenen Stampfmühlen, wenn die Müller ihr Hand-werk entsprechend verstanden. Wie verbreitet solche Wasser-stampfmühlen waren, konnte Gamerith kaum noch nachprüfen. Aus historischen Dokumenten gehe oft nicht klar hervor, ob in den Mühlen nur gemahlen oder auch gestampft wurde.

Oft waren mehrere Durchgänge erforderlich. Zwischendurch wurden die bereits abgetrennten Schalen durch Windsichten ent-fernt. Das Abfallprodukt wurde dann auch Saumehl genannt – und an die namensgebenden Empfänger verfüttert.

Zur Vorbereitung musste manche Getreideart in Wasser ein-geweicht, andere nur wohldosiert mit Wasser benetzt und dann gedörrt werden, um die Abtrennung der Kleieschicht zu fördern.

Von Gamerith angeregte Untersuchungen zeigten, dass die so wertvolle Aleuronschicht bei den traditionellen Stampfverfahren meist erhalten bleibt. Vom Keim blieb ungefähr die Hälfte übrig, nachdem das Getreide gestampft war. Damit entfernt Stampfen auf eine sehr wirksame und schonende Art die problematische Kleieschicht, also die pflanzliche Konservierungshülle.

Selbst bei den Ballaststoffen trennt das Stampfen gekonnt die nützlichen von den störenden. Die Zellulose aus der Kleieschicht kann von unseren Darmbakterien nicht fermentiert werden. Das darin eingebettete verholzende Lignin ohnehin nicht. Nicht ein-mal für die Arabinoxylane, mit großem Abstand wichtigster fer-mentierbarer Ballaststoff im Korn, ist die Kleieschicht bedeuten-der Lieferant. Die sind zwar reichlich enthalten, aber so verstrickt, dass sie für die Darmbakterien kaum zugänglich sind – im Ge-gensatz zu den Arabinoxylanen aus der Aleuronschicht.

## TRADITIONELLE KLEIEENTFERNUNG

Diese Getreide wurden gestampft:

◇ Hafer
◇ Hirse
◇ Gerste
◇ Weizen
◇ Buchweizen (Pseudogetreide)
◇ Hartmais

Das so aufwendige Abtrennen der Kleieschicht war eine kulturübergreifende Selbstverständlichkeit. Vollkorn, wie wir es heute verstehen, war nicht üblich.

Das mag nicht für alle Gerichte gelten. Eine gelegentliche Portion Kleie ist ohnehin unproblematisch. Aber bei den Stärkecarbs für die tägliche Grundversorgung wurde die Außenschicht mit dem holzigen Geschmack oft unter enormem Arbeitsaufwand entfernt. Das Ergebnis war wohl auch oft schon von Haushalt zu Haushalt verschieden und gelang auch erfahrenen Stampfern und Stampferinnen nicht immer gleich gut – mal verblieb etwas mehr von der Kleieschicht, mal weniger, mal ging mehr und mal weniger von Aleuron und Keim verloren.

Leider wurden Gameriths Erkenntnisse ums Stampfen von der Vollwertbewegung nicht aufgenommen. Auch auf die Weltsicht der Ernährungswissenschaft übten sie keinen Einfluss aus. Nicht einmal die Aleuronschicht hat es geschafft, für sich genommen in den Fokus von wissenschaftlichen Untersuchungen zu kommen. Dabei ist diese für die Gesundheitswirkung des Korns von entscheidender Bedeutung. In Studien werden Kleieschicht und Aleuronschicht kaum getrennt betrachtet, obwohl sie biologisch so unterschiedlich sind, obwohl die eine traditionell bestenfalls als Tierfutter galt, während die innere als besonders wertvoll angesehen wurde. Selbst die wenigen Untersuchungen zur traditionellen Getreideverarbeitung übersehen gemeinhin diese Schlüsselfrage. Ohnehin ist es seit Jahrzehnten ein globales Phänomen, dass traditionelles Wissen über Getreidezubereitung als überholt betrachtet wurde und wird.

Die Kleieschicht enthält Polyphenole, die sich bei Fressattacken in garstige Chemikalien umwandeln. Sehr reichlich ist Zellulose vorhanden, kräftige Pflanzenfasern, die selbst für unsere Darmbakterien unverdaulich sind. Darin ist dann auch noch Lignin eingelagert, zur weiteren Festigung. Die beiden sind auch die Baustoffe von Holz, daher ist die beim Verzehr daran erinnernde Note nicht überraschend. Die beiden knorrigen Substanzen sind in der Kleieschicht und nicht im restlichen Korn samt Aleuron vorhanden.

Es gibt also schon von der stofflichen Machart her gute Gründe, die beiden zu unterscheiden.

Die äußere Kleieschicht, so fest mit dem Aleuron verwachsen, ist eine von der Mutterpflanze mit auf den Weg gegebene Schutzkapsel, die, wenn der Nachwuchs beim Keimen zu leben beginnt, abgesprengt wird. Dann gelingt plötzlich die zuvor so unmöglich erscheinende Trennung der verwachsenen Schichten. Die Kapsel wird abgestoßen und verrottet im Boden. Die Schutzfunktion ist erfüllt, die Kleieschicht ist nicht einmal Nährstofflieferant für das neue Leben.

Lebendig sind im ganzen Korn der Keim, wo das neue Leben beginnt und die Aleuronschicht. Die mit Stärkeenergie vollgestopften Zellen des Endosperms sind nicht mehr am Leben, nicht einmal mehr intakt. Sie liefern aber die Power, mit der der Samen den Boden nach oben wie auch nach unten zum Wurzelschlagen durchbricht.

Wenn der Keim, erweckt von genügend Wasser und ermutigenden Temperaturen, loslegt, wandelt sich die Aleuronschicht von einer Mineralien wegschließenden Phytatebarriere zum Mineralienspender für das neue Leben. Von besonderer Bedeutung ist das Magnesium. Es ist für die Chlorophyllbildung unersetzlich, damit die junge Pflanze nun selbst über dieses Blattgrün Sonnenlicht einfangen und in Energie fürs Wachstum umwandeln kann. Besonders interessant aus Hirnenergiesicht: Auch reichlich Amylase wird freigesetzt. Diese spaltet bereits Teile der eingespeicherten Stärke auf und setzt sie als Glucosezucker frei.

Während des Stampfens entsteht ebenfalls eine leichte Fermentation, wie Gamerith feststellte. Das unterstützt den Abbau von Abwehrstoffen und setzt weiter Nährstoffe frei. Beim Stampfen entsteht auch schließlich ein leicht süßlicher, blumiger Duft. Mit dem Stampfen wird das eingekapselte Korn in die Welt geklopft. Wohl wider Willen lädt es nun bereits mehr zum Verzehr ein. Zumindest teilweise werden damit Prozesse angestoßen, die auch im Boden bei der Keimung geschehen.

So wurde Getreide vorbereitet, wenn es ganz oder grob geschrotet gekocht wurde. Vor dem Kochen war das Stampfen. Ob beim Reis, beim Couscous aus Hirse, beim Haferbrei oder bei der Gerstengrütze. Sie waren im heutigen Sinne nicht Vollkorn. Gamerith sprach von Ganzkorn und zählte dabei die zellulosereiche Kleieschicht eben nicht mit. Zugleich waren durchs Stampfen schon Prozesse angestoßen, die das Getreide für die menschliche Ernährung wertvoller machten, bereit für die nächste Transformation. Die folgte dann mit Wasser und Feuer – der Turbostärkeaufschluss. Mit gestampftem Getreide läuft dieser Prozess schneller ab und ist viel ergiebiger. Man braucht weniger Feuer, um einen sättigenden Brei zu kochen, wie Gamerith feststellte.

Müsli ist daher keinesfalls retro, keinesfalls eine Rückkehr zu dem früher von der Landbevölkerung als so stärkend geschätzten Brei. Und gerade die mussten es wissen. Aus oft knapper Ernte mussten sie das Beste herausholen. Immer wieder musste sich die Kraftnahrung bei der harten körperlichen Arbeit bewähren.

Müsli ist hingegen eine Neukreation, bei der das Ursprüngliche suggestiv mitschwingt. Es ist aber nicht die Rückkehr zum Brei, wie er vor der industriellen Getreideverarbeitung war, es ist mehr der Versuch, das Motto »Zurück zur Natur« möglichst auch beim Frühstück umzusetzen. Das gute Getreide soll nach dieser Vorstellung so wenig wie möglich bearbeitet sein, ohne Nährstoffverlust, also nur gequetscht und kalt serviert. Eine vorherige Wärmebehandlung haben die gekauften Flocken dafür allerdings schon in der Industrie durchgemacht. So werden die Enzyme gestoppt, die sonst die Oxidation der Fette aus dem Keim antreiben. Wer frische, nicht auf diese Weise konservierte Flocken wünscht, muss sie zu Hause in einer Quetsche selbst herstellen.

Aber Quetschen entfaltet nicht die gleiche Wirkung auf das Korn wie Stampfen. Die rohen Frühstücksflocken sind etwas ganz anderes als ein traditioneller auf dem Feuer kurz aufgekochter und gut durchgezogener Getreidebrei.

So brachten die alpinen Entdeckungsexkursionen von Bircher-Benner und Gamerith gegenläufige Ergebnisse: auf der einen Seite das durch eine flüchtige Begegnung inspirierte Fruchtmus, das sich zum rohen Flockenbrei wandelte und Weltkarriere machte, auf der anderen Seite der althergebrachte gestampfte und gekochte Brei, dessen Produktion Gamerith so gründlich untersuchte und dokumentierte, aber kaum Beachtung fand.

Möglicherweise ist das Getreidemüsli das Kopfprodukt einer vom verrußten und hektischen Stadtleben geprägten und ermüdeten bürgerlichen Subkultur, die sich ein romantisiertes und entrücktes Bild vom Landleben malte. So entstanden zugespitzte Vorstellungen von einer idealen Nahrung, die möglichst natürlich, am besten roh und unberührt sein sollte, möglichst ohne jeglichen kulturellen Eingriff des Menschen. Das ist eine Vorstellungswelt, die mit dem traditionellen Denken von Bauern, wo auch immer auf der Welt, nicht vereinbar ist.

Die Reformbewegung hatte völlig richtig erkannt, dass mit den neuen blütenweißen Mehlprodukten etwas nicht stimmte.

Ihre Lösung schlug aber viel zu sehr ins andere Extrem. Hier mag auch begründet sein, dass das Wissen um diese alten Techniken der Breiherstellung zu dieser Zeit bereits weitgehend verschwunden war, die Städter vielleicht fälschlich glaubten, beim guten, einfachen alten Bauernbrei und Landbrot mit ihren Vollkornprodukten anzuknüpfen.

In jedem Fall zeigt diese Entwicklung, wie schnell über Jahrhunderte angesammeltes Wissen verschwinden kann, dessen enormer gesundheitlicher Wert sich mit neusten wissenschaftlichen Untersuchungsmöglichkeiten jetzt erst zunehmend erschließt.

Es bräuchte aus gesundheitlichen Gründen ein Revival des Getreidestampfens. Es ist neben vielem anderen auch eine erforderliche Vorarbeit für einen Topstärkeaufschluss beim Kochen wie auch für die Verträglichkeit. Doch bisher war das Wissen darum, das Bewusstsein für die Bedeutung verschüttet.

Das Stampfen muss nicht in Handarbeit geschehen, wofür ohnehin kaum jemand Zeit und Muße hätte. Die einst von Wasserkraft betriebenen Stampfmühlen belegen, dass es auch mechanisch geht. Wobei das Stampfen dann mit der erforderlichen Vorsicht und Sorgfalt vorgenommen werden müsste, um das Getreide gesund zu verarbeiten. Mit hektischer Gewalt lassen sich die beiden zusammengewachsenen Schichten Kleie und Aleuron nicht sauber trennen. Gestampfter ganzer Weizen findet sich auch heute noch in Rezepten Südeuropas und vor allem im Nahen Osten. In der Türkei nennt sich dieser »Dövme«. Inwiefern bei den heutigen Versionen noch die Aleuronschicht erhalten und die Fermentation ermöglicht ist, hängt von den jeweils angewendeten Produktionstechniken ab.

In Eigenarbeit ist die so gesunde Getreideverarbeitungsweise wohl kaum wiederherzustellen. Neben Zeit fehlt es an den richtigen Geräten aus dem passenden Material, hart genug, um die Kleieschicht mürbe zu klopfen, weich genug, um Korn und Aleuronschicht zu schonen. Im heimischen Granitmörser wird man die Körner nur zerbröseln können. Es fehlt ebenfalls am Know-how, an der hilfreichen Anleitung von Menschen mit Erfahrung, die das tradierte Wissen weitergeben können.

Wahrscheinlich werden viele der traditionellen Verarbeitungsmethoden bei den heutigen Getreidezüchtungen auch nur schlecht vorankommen, die Kleieschicht wird sich weigern abzugehen. Der Selektionsdruck ist weg. Die Bauern mussten in der Vergangenheit bei der Zucht auch Sorten vorziehen, die anschließend erfolgreich gestampft werden konnten. Diese Eigenschaft zählt schon lange nicht mehr.

Viel traditionelles Wissen könnte auch heute noch wiederentdeckt und angewendet werden. Dafür muss jedoch zunächst die gesundheitliche Bedeutung des Getreidestampfens anerkannt werden, das mehr Glucoseenergie zum Gehirn schifft – Verdauung und Figur entlastet. Gamerith hat hier bereits sehr viel geleistet. Es ist aber auch immer noch viel traditionelles Wissen in anderen Weltregionen vorhanden, dessen Aufstöbern sehr wertvoll wäre. Etwa in abgelegenen Bergregionen Thailands oder des Nahen Ostens. Hier werden oft auch noch die alten Saaten gepflanzt, die beim Stampfen gut mitmachen. Auch wenn dieses Wissen zunehmend schwindet, wäre immer noch viel über die richtige Verarbeitung, das richtige Stampfen, die Werkzeuge zu erforschen. Aber dafür müsste die Bedeutung der Details, insbesondere der Aleuronschicht, überhaupt erst erkannt werden.

## PROBLEME MIT MODERNEM »VOLLKORNMEHL«

Beim Mahlen des vollen Korns in der Mühle ging beim Aussieben der Kleie unweigerlich ein großer Teil der Aleuronschicht verloren. Beim Aufbrechen der Körner werden spitze Schalenstücke abgerissen, Kleieschicht und Aleuron gleichermaßen. Der Begriff Kleie umfasste oft Kleieschicht, Aleuron und Keim. Realiter war da dann auch einiges vom Endosperm enthalten, das unweigerlich mit verloren ging. Etwa ein Drittel des ursprünglichen Korns wurde so aussortiert.

Mittlerweile ist es in modernen Mühlen möglich geworden, helles Mehl mit Aleuron, aber recht gründlich abgetrennten Bestandteilen der Kleieschale herzustellen. Der Keim kann schon länger problemlos separiert werden. Es könnte daher mittlerweile ein gesünderes, recht helles Mehl, eben ohne die spröde Zelluloseschicht, industriell hergestellt werden. Allerdings müsste dieses dann auch haltbar gemacht werden.

Im Kontraprodukt zum modernen Weißmehl, dem Vollkornmehl, ist zwar die Aleuronschicht voll erhalten, aber eben auch mit der bis vor Kurzem davon unzertrennlichen Kleieschicht. Die gesamte Samenschale wird heute oft recht sauber im Mahlprozess abgetrennt und dann separat fein vermahlen, damit die Zellulosesplitter Backeigenschaften und Verdaulichkeit möglichst wenig torpedieren. So wird auch ein sandiges Mundgefühl vermieden. Der Keim wird auf einen eigenen Reiseweg geschickt. Er wird wärmebehandelt, um die fettoxidierenden Enzyme zu stoppen, vermahlen und dann wieder dem Mehl zugefügt.

Ob die extrafeine Vermahlung der Kleie in heutigen Vollkornmehlen ausreicht, ihren widerborstigen Charakter voll zu stoppen, ist fraglich.

Die industrielle Feinvermahlung der Kleieschicht verändert die enthaltenen Ballaststoffe in einer Weise, wie unser Organismus es bisher mit der traditionellen Mühlentechnik nicht kannte. Arabinoxylane sind die dominierenden zur Fermentation durch Bakterien geeigneten Ballaststoffe in Getreide. Werden sie derart fein vermahlen, können sie vermehrt Verbindungen mit Wasser eingehen und dabei einen Gelüberzug bilden, der den Aufschluss von Stärke im Dünndarm behindern kann. Zudem können die fein geschnetzelten Arabinoxylane schon früher im Verlauf der Darmpassage von Bakterien fermentiert werden. Das kann wiederum der problematischen Proteinfermentation im Dickdarm mehr

Raum überlassen. Die längeren Arabinoxylane aus dem herkömmlich gemahlenen Mehl werden erst weiter hinten fermentiert.

Zudem können die Backeigenschaften durch die Zelluloseschicht leiden, auch wenn diese fein vermahlen wird, spätestens, wenn noch Extrakleie hinzugegeben wird, erst recht ganze Körner, weil die so gesund sein sollen. Dann tut sich der Teig besonders schwer, ausreichend aufzugehen. Da wird dann auch mal auf ungesunde Gegenmaßnahmen zurückgegriffen, wie etwa mit viel Hefe nachgeholfen, der Maststoffbombe. Nicht selten kommt auch noch Zucker hinzu, um den spröden Geschmack der Kleie vergessen zu machen.

Auch wenn der Keim wärmebehandelt ist, läuft eine Fettoxidation im Hintergrund weiter. Vollkornmehl ist aufgrund seines natürlichen Fettgehalts für eine längere Lagerung nicht wirklich gut geeignet, auch nicht nach der Wärmebehandlung des Keims.

Für Betreiber einer häuslichen Mühle ist die Krux auch nicht ideal zu lösen. Was an frischem Mehl hier herausschießt, ist gesundheitlich gesehen nicht das Nonplusultra, als welches es oft gefeiert wird. Mit anschließendem Sieben ist eine klare Trennung in die gesunden und die problematischen Anteile nicht möglich. Die Schalenfetzen im groben Mehl bestehen ebenfalls aus der so unverbrüchlichen Aleuron-Zellulose-Kombination. Angemessen wäre hier, zumindest die gröbsten Vertreter herauszusieben, schon allein, weil sie die Neigung haben, die so begehrten Blasen im Teig zu zerstechen. Fraglos bedeutet das auch einen Nährstoffverlust, es wäre ein Kompromiss.

Gerade bei Vollkornbrot ist Sauerteig Pflicht. Die guten Bakterien und Wildhefen wollen ebenso wie wir an die Nährstoffe heran, besonders an die enthaltene Stärke: Sie leisten daher ideale Vorarbeit. Die Antiamylasen werden weggeputzt. Der Sauerteig in langer Führung zerlegt zudem die Phytate, womit das Magnesium für eine gesunde Verwertung der enthaltenen Energie freigesetzt wird. Auch andere Abwehrstoffe baut die komplexe Welt aus nützlichen Mikroorganismen ab, selbst WGAs – wobei Hitze hier noch wirksamer ist. Die Mikrodienstleister wollen sich schließlich auch selbst im Teig wohlfühlen. Sogar die Fructane, darmstressende Vertreter aus der FODMAP-Truppe, werden praktisch vollständig zerlegt. Eine Studie fand bei langer Sauerteigführung eine Verringerung des FODMAP-Gehalts um bis zu 90 Prozent.

Zudem werden mögliche Verunreinigungen mit Schimmelpilzgiften des Getreides vom Sauerteig entfernt. Genialer geht es kaum. Nur um die schroffe Zellulose müssen auch diese so vielseitigen Mikroorganismen einen Bogen machen. Auch sie können dieses Problem nicht lösen.

## NEUE GETREIDEZÜCHTUNGEN CONTRA DARM UND STÄRKE

Wenn die Vorverarbeitung früher schon wichtig war, bevor mithilfe von Feuer, Koch- und Backverfahren der Stärkeaufschluss erst auf Touren kommt, dann gilt das heute umso mehr. Denn die heutigen Getreidesorten sind oft noch mehr auf Abwehr gezüchtet, noch weniger auf Verträglichkeit.

Hochgewachsene, im Wind wogende Weizenfelder sind fast unbemerkt verschwunden. Die Zeiten, in denen Kinder sich zum Ärger der Bauern darin verstecken konnten, sind Vergangenheit. Das heutige Weizenfeld trägt Bürstenschnitt.

Etliches wurde manipuliert, um den Bedürfnissen der Industrie gerecht zu werden. Der Bauch wurde dabei nicht befragt. Der Landwirt, der früher viel von seinem angebauten Getreide selbst verzehrte, fiel als mitsteuerndes Element bei der Zucht aus.

Um Verluste durch Schädlinge zu reduzieren und Pflanzenschutzmittel zu sparen, wurde teilweise der Gehalt an natürlichen Abwehrstoffen hochgezüchtet, während in den Jahrtausenden Koevolution von Getreide und Mensch eher das Gegenteil angestrebt wurde. Die Abwehrstoffe waren dabei reduziert worden, um die Verträglichkeit zu erhöhen. Allerdings begrenzt, sonst hätten es Schädlinge zu leicht gehabt.

Neben Kreuzungen wurde bei den neuen Züchtungen das Getreide oft mit Mutagenen, Bestrahlung oder giftigen Chemikalien malträtiert, die Mutationen im Erbgut der Pflanzensamen auslösten. So manches Korn überlebte halbwegs unbeschadet und spross mit neuen Eigenschaften, die als vorteilhaft angesehen wurden. Da Mutationen auch natürlicherweise ständig passieren, wurde dies als ungefährlich eingeschätzt. Doch neben den begrüßten neuen Eigenschaften hätten sich auch negative unbemerkt einschleichen können.

Die neue Widerspenstigkeit unserer wichtigsten Getreideart Weizen fängt schon damit an, dass er auf mehr Härte gezüchtet ist. Denn so lässt er sich in der modernen Mühle, den Walzenstühlen, besser verarbeiten, besser brechen.

Oft sind moderne Züchtungen bei Zellulose nachgerüstet. Das schützt vor Schädlingen, spart Pestizide. Doch diese verstärkte Schutzbarriere erschwert auch uns die Verdauung.

Besonders problematisch für den Darm: der teils gestiegene WGA-Gehalt. Schuld ist jedoch vor allem die Kunstdüngung. Diese erhöht den Proteingehalt, mit dem auch die WGAs ansteigen.

Auch beim Gluten kam es zu bedeutenden Veränderungen. Das Klebereiweiß hat in den letzten Jahren eine hohe Aufmerksamkeit in der Diskussion über gesunde Ernährung auf sich ziehen können. In der heute von schwer verdaulichen Kohlenhydraten zerrütteten Harmonie im Bauch gibt es, wie bereits aufgezeigt, allerhand Indizien, die eine Mittäterschaft auch dieses Getreideinhaltsstoff begründen. In modernen Weizenzüchtungen fanden Forscher vermehrt solche Glutenstrukturen, die das Immunsystem zu verschärften Abwehrmaßnahmen reizen können. Zudem erhöht wiederum die Stickstoffdüngung den Proteingehalt und damit eben auch den Glutengehalt.

Fermentation und Sauerteigführung reduzieren Gluten jedoch nur ein wenig. Allerdings werden dabei als aggressiv eingeschätzte Glutenbestandteile durch die nützlichen Mikroorganismen teils zerlegt.

Obendrein könnten noch Reste von chemischen Pestiziden die Verträglichkeit der heutigen Getreide reduzieren – und letztlich darüber auch die Aufnahme der Stärke im Darm vermindern. Studien zu Pestiziden untersuchen jedoch meist andere befürchtete gesundheitliche Auswirkungen, wie Diabetes, Nierenerkrankungen, Krebs.

Wie sehr wir uns von unseren eigentlichen Grundnahrungsmitteln schon auf dem Acker entfernt haben, legt eine Studie von Gianluca Ianiro aus dem Pastaland Italien nahe, die einen ersten Einblick in die Gesundheitswirkung der modernen Umzüchtungen im fertigen Paket gibt. Bei den Teilnehmern war eine Weizensensitivtät diagnostiziert worden, neben Gluten kommen dabei auch andere Weizeninhaltsstoffe als Auslöser der Darm- wie auch Allgemeinbeschwerden infrage. 100 Gramm Versuchspasta sollten die Teilnehmer täglich verzehren, das entspricht gekocht einem Teller. Die eine Sorte war eine handelsübliche, die andere war aus einer alten, biologisch angebauten Weizensorte, Senatore Cappelli, hergestellt. Eine Hälfte der Teilnehmer startete 14 Tage mit der konventionellen Pasta, während die andere sich Senatore-Cappelli-Nudeln gönnen durfte. Dann wurde noch einmal für 14 Tage getauscht. Wer gerade in welcher Gruppe aß, war weder für Forscher noch für Teilnehmer erkennbar. Die Einheitsverpackung gab keine Auskunft über den Inhalt. Ein Doppelblindversuch mit leckerer Pasta und mit erstaunlichem Ergebnis!

Unter der alten Züchtung und Bioanbau halbierten sich die Bauchbeschwerden in dem kurzen Untersuchungszeitraum in etwa, also Symptome wie angespannter Bauch, Völlegefühl, Aufstoßen und Blähungen. Aber auch Allgemeinsymptome wie Hautentzündung und Taubheit in den Gliedern gingen um mehr als die Hälfte zurück.

# NEUE PROBLEME MIT WEITEREN CARBS

## MILCHZUCKER: HEUTE SCHWERER VERDAULICH

Neben der Stärke, die mengenmäßig zumeist das dominante Kohlenhydrat in unserer Ernährung ist, dies im Gegensatz zu Zucker auch sein sollte, kommen noch weitere Carbs hinzu, die die negativen Folgen von schlecht für die Zubereitung vorbereiteter Stärke noch weiter verschlimmern. Einen solchen Namen hat sich der Milchzucker, die Lactose, schon länger gemacht.

Früher war Frischmilch bei uns eher etwas für Kinder. Sie verdauen Lactose besser. Heute bleibt es bei Erwachsenen oft nicht mehr beim Schuss in den Kaffee. Bei Latte macchiato bestreitet Milch sogar den Löwenanteil. Außerdem haben Ernährungsfachgesellschaften den Milchkonsum teils empfohlen, als Kalziumquelle, zum Schutz vor Osteoporose.

In Sauermilchprodukten, wie Joghurt oder Dickmilch, ist bereits ein Teil der Lactose von Milchsäurebakterien abgebaut. Zudem befinden sich darin noch reichlich lactosespaltende Enzyme der guten Bakterien, die dann nach dem Verzehr wirksam bei der Verdauung des verbliebenen Milchzuckers mithelfen. Diese Produkte werden erfahrungsgemäß von Erwachsenen deutlich besser vertragen.

Doch das funktioniert nur richtig, wenn die Sauermilchprodukte natürlich bleiben, nicht pasteurisiert werden. Doch heute fehlt diese so wichtige Verdauungshilfe teilweise. Eine Studie von Xavier Pelletier fand den Marker für Carbfermentation im Darm nach drei Stunden um rund 800 Prozent erhöht, wenn Probanden mit Lactoseunverträglichkeit pasteurisierten statt unbehandelten Joghurt verzehrt hatten.

## ZUCKER: DAS UNWIDERSTEHLICHE PROBLEMKOHLENHYDRAT

Zucker ist nicht zu wenig, sondern viel zu viel verarbeitet. Haushaltszucker ist derart hoch raffiniert, dass nur noch Saccharose enthalten ist, der Doppelzucker aus je einmal Glucose und einmal Fructose. Magnesium, Vitamin B1, Niacin, Phosphor: Alle für eine gesunde Verwertung notwendigen Begleitstoffe sind entfernt. Es ist zwar pure Energie, aber die kann nur teilweise verbrannt werden, eben weil die dafür nötigen Schlüsselstoffe aus dem Paket entnommen sind.

Saccharose, wie auch Fructose und Glucose getrennt voneinander, kommen von Natur aus in der menschlichen Ernährung vor. Sie stecken insbesondere in Früchten und in Honig. In der Summe war das jedoch stets nur ein Bruchteil von den rund 100 Gramm, die wir heute noch zusätzlich als raffinierten Zucker verzehren – in Süßem wie auch in Fertigspeisen.

Besonders problematisch ist es, wenn wir den Zucker nun auch noch flüssig hinunterstürzen, unseren Durst mit Limonade oder Fruchtsaft löschen. Dabei entstehen nachweislich besonders leicht stoffwechselbelastende Produkte. Was den Zuckergehalt betrifft, besteht zwischen Limonade, Orangensaft oder Apfelsaft kein großer Unterschied. Ganze Früchte essen wir von allein langsamer und nicht so viel auf einmal davon, enthaltene Ballaststoffe bremsen zusätzlich die Aufnahme. Früchte, reicher am Frischevitamin C und weiteren Antioxidantien, wirken nachweislich Übergewicht entgegen, während hoher Fruchtsaftkonsum dieses begünstigt.

# CARBS ZU ECHTER STÄRKE BRINGEN

»*Wenn wir kein gutes Kochen mehr in der Welt haben, werden wir keine Literatur haben, keine hohe und scharfe Intelligenz, keine freundlichen Zusammenkünfte und keine soziale Harmonie*«, befand der französische Meisterkoch Marie-Antoine Carême (1784–1833). Allein die Carbs haben schon das Zeug, ihm recht zu geben.

Unser so wichtiges Kohlenhydrat, die Stärke, wird erst bei gekonnter Küche zu der Nahrung, die wir für unsere Gesundheit brauchen und für unser Gehirn unersetzlich ist. Hier haben unsere Vorfahren enormen Aufwand betrieben, die Kochtechniken immer mehr verfeinert.

Viele Wissenschaftler befürworten heute Müsli, rohes oder kochtechnisch nur mäßig aufgeschlossenes Getreide – das Gegenteil zum Carbversprechen aus Urzeiten. Es sei wünschenswert, dass viel von der enthaltenen Stärke den Dünndarm unverdaut passiert, um dann im Dickdarm reiche Nahrung für die Bakterien zu spenden. Das spart Kalorien, so lautet die Vorstellung. Nur etwa 30 Prozent der enthaltenen Carbenergie werden dann etwa resorbiert. Außerdem sei die Stärke zur Fermentation im Dickdarm besonders gesund.

Diese Rechnung wurde jedoch ohne den Sonderbedarf des Gehirns nach Glucose und Glycogen aufgestellt. Sie ignoriert auch, wie kurz die Fermentationszone beim Menschen ist, dort kein Platz für große Stärkemengen vorgesehen ist.

Schon das Kalorienkalkül geht nicht auf. Wenn Stärke im Kochprozess gut aufgeschlossen wird, bekommt das Gehirn schneller seinen Anteil. Weniger Kalorien zählen dann mehr – und machen schneller satt.

Eine Erkenntnis belegt dies, die bei vielen damit befassten Wissenschaftlern Verwunderung auslöst, weil sie so deutlich der Einfachformel von der Kalorienbilanz widerspricht und die Hoffnung torpediert, mit rohen oder halbgaren Carbs den Körper bei den Kalorien beschummeln zu können. Menschen mit besonders vielen Kopien des Amylasegens haben ein deutlich verringertes Risiko für Übergewicht. Ihre verbesserte Stärkeverdauung macht sie schlanker und gesünder. Wiederholt haben Studien dies nachgewiesen.

Verwunderlich ist das jedoch nicht. Denn sonst hätten die Menschen über Jahrtausende Wesentliches mit ihrem Grundnahrungsmittel falsch gemacht. Schon die so mühselige Vorverarbeitung des Getreides zielt vor allem darauf ab, anschließend einen hervorragenden Stärkeaufschluss zu ermöglichen. Dann sind es auch die Kochtechniken selbst, die genau das im Visier haben. Auch hier hätten wir einen Irrweg beschritten. Dann ist da noch unser Geschmackssinn, unser Nahrungsexperte und -berater, der jedoch schnell ungehalten reagiert, wenn wir es beim Kochen nicht so genau nehmen – den gekonnten Stärkeaufschluss nicht zur Priorität machen.

# WIE KOCHEN DIE GLUCOSEPERLENKETTEN ERSCHLIESST

## CARBS UND LINKS

Die Welt ist erfüllt von Glucose, jener Energieform, die unsere Gedanken und unsere Träume beflügelt. Sofern man nicht in einer Sand- oder Eiswüste verloren ist, umgibt sie einen überall – und dennoch ist es so schwer an diese wichtigste Lebensenergie heranzukommen.

Die Pflanzen sind auf die wagemutige Idee gekommen, ihre Zellwände aus der chemisch eingefangenen Sonnenenergie zu erschaffen. Zellulose ist das Baumaterial Nummer eins der Natur. Sie besteht aus Glucosemolekülen. Auch die Hemizellulose, ein weiterer universell verwendeter Baustoff der Pflanzen, besteht aus Zuckern.

Hier leisten sich die Pflanzen fraglos eine Unerhörtheit. Das muss Begehrlichkeiten bei hungrigen Tiermäulern und Pilzen wecken, zusätzlich ist das Ganze noch mit reichlich Vitaminen und Mineralien zur gesunden Verwertung gespickt.

Doch die Pflanzenwelt hat sich als genialer Bauingenieur herausgestellt. Die süßlichen Zucker verschweißen die Pflanzen so, dass die Verbindungen zwischen ihnen kaum zu knacken sind – und so die enthaltene Energie für hungrige Interessenten oft unantastbar bleibt. Die Art der Zuckerverlinkung bietet Schutz vor den Verdauungsenzymen. Fraglos kommt meist noch ein zusätzliches Arsenal an Abwehrstoffen hinzu. Im Holz wie in der Getreidekleie wird die Zellulose mit Lignin verstärkt – und leistet so schon strukturellen Widerstand.

## LINKSPRENGER

Viele Pflanzenfresserarten haben sich darauf spezialisiert, bestimmte Links zu sprengen. Aber auch sie können das passende Verdauungsenzym oft nicht selbst bilden und sind auf die Hilfe von Bakterien in ihrem Verdauungstrakt angewiesen, die dann als Linkbrecher ihre Arbeit aufnehmen. Wiederkäuer halten sich entsprechende Bakterien in ihrem Pansen, der dann die Zelluloselinks aufsprengen können; so wird Gras zu ihrer Nahrung.

Das unverdauliche Verlinken von Carbs zur Abwehr von unwillkommenen Interessenten ist nicht aufs Pflanzenreich beschränkt, auch Säugetiere verstehen diese Kunst. Der Milchzucker ist besonders clever verlinkt, ohne das genau passende Verdauungsenzym ist er nicht zu knacken. Denn es soll die Exklusivnahrung des Muttertiers für den frisch geborenen Nachwuchs sein. Wer versucht, sich dazwischenzuschalten, wird keine Freude haben. Die an sich hochwertige Nährlösung führt mit der unsprengbaren Lactose zum Eildurchmarsch im Verdauungstrakt. Bauchgrimmen, gereizte Darmschleimhaut, die Nährstoffe nur noch widerwillig aufnehmen mag, Mineralienverlust aufgrund von Durchfall: Der Ess-, genauer Trinkversuch schlägt beim Bilanzieren klar auf der Minusseite in die Bücher.

Es wäre einfacher für die produzierende Mutter und den Nahrung empfangenden Nachwuchs, die Nährlösung einfach mit Glucose als Zucker auszustatten. Das wäre der direkte Weg, statt einen Doppelzucker aus Glucose und Galactose zusammenzuschweißen, die anschließend in Glucose umgewandelt werden muss. Aber so wird Begehrlichkeiten vorgebeugt, der Milchzucker mit Patentverschluss verriegelt, sodass er nur dem Säugling zugutekommt, geht doch mit dem Heranwachsen die Enzymaktivität mehr oder minder konsequent zurück. Andere spaltende Enzyme können bei der Aufspaltung des Milchzuckers nicht aushelfen, wie es zumindest teilweise bei anderen Doppelzuckern der Fall ist. So gehört er zu den üblichen Verdächtigen, wenn der Darm sich unangenehm bemerkbar macht.

Stärke, das vom Menschen so begehrte Konzentrat an Gehirnenergie, ist ebenfalls in seiner Naturform schwer aufschließbar. Die pflanzliche Speicherform der Glucose besteht aus Ketten, genannt Amylose, und komplexen Gebilden mit vielen Ästen und Zweigen, genannt Amylopektin. Diese werden wiederum nach bestimmten Bauplänen in unterschiedlicher Schichtabfolge zu rundlichen Körpern ausgebaut: den Stärkekörnern. Unterm Lichtmikroskop sehen diese mal kugelig, mal wie glatt geschliffene Kieselsteine aus. Von Pflanzenart zu Pflanzenart sind hier Struktur und Größe sehr unterschiedlich. Oft schon von Sorte zu Sorte – Stärkearchitektur ist eine Wissenschaft für sich.

In jedem Fall erwecken diese Stärkekiesel nur dann den Verdacht, es handele sich um Nahrung, wenn man über die Werkzeuge verfügt, sie nutzbar zu machen. Bei ihrer Entstehung wird Wasser entzogen, sonst könnten die hydrophilen Zucker nicht in großem Stil eingelagert werden. Das Volumen würde alles sprengen. Die Körner dürfen sich auch nicht leicht im Zellplasma lösen, sie sollen hingegen bei Bedarf gezielt abgerufen werden können. Die Glucose ist von der Pflanze zu Lagerungszwecken so verpackt, dass sie ihre sonstige Offenheit für Wasser vorübergehend verliert.

So macht nicht nur der feste Bau, sondern auch der Wasserentzug diese Kügelchen gegen die Zeit weitgehend unempfindlich. Die Energie des Lebens stellt sich tot. Werden die Stärkekiesel nicht nass, kann diese biologisch eingefangene Sonnenenergie die Jahrtausende ungerührt überstehen.

Da ist es nicht überraschend, dass so etwas zeitbeständiges wie die Stärkekörner auch im Verdauungstrakt erfolgreich bestehen, die Edelenergie fürs Gehirn oft ungenutzt durchwandert. Auf die Vorverarbeitung der Getreide, die traditionelle Abtrennung der äußeren Zelluloseschale, folgten daher Mahlen und Kochtechniken, die darauf abzielten, die Stärkekörner zu zerkleinern und zu wässern und dann Amylose und Amylopektin so zuzubereiten, dass anschließend im Verdauungstrakt möglichst viel Stärkelinks von der Amylase geknackt werden können.

Im Lebenselement Wasser wurde Getreide traditionell oft eingeweicht, darin wurde es gegart. Die Anwendung zusammen mit Feuer bei der Stärkebereitung steigert ihre biologische Verfügbarkeit enorm. Den Aufschluss nennen Forscher Gelatinisierung. Die Stärkelinks für das Verdauungsenzym Amylase sind nun leicht angreifbar, die Zerlegung in Zucker ein Kinderspiel.

Kochen kann die Stärkekörner im wahrsten Wortsinne sprengen und aufplustern. Es ist ein kleines Wunder, wie aus einem kleinen Häufchen Reis schließlich ein voller Topf wird.

Vorheriges Mahlen unterstützt gerade bei härteren Getreiden wie Weizen und Mais den Wasserangriff auf die sonst schwer verdaulichen Glucosesteinchen.

So viel ist klar: Kochen mit Wasser jagt den Stärkeaufschluss in eine andere Dimension.

Doch wie der Clash im menschlichen Verdauungstrakt zwischen dem Angriffsduo Amylase und und den Doppelzuckerspaltenden Enzymen der Darmschleimhaut sowie der widerspenstigen Stärke konkret ausgeht, ist schwer vorherzusagen. Viele Angaben beruhen auf Untersuchungen im Reagenzglas, die Ergebnisse weichen stark voneinander ab. Das wird wohl von der jeweiligen Person, der Stimmung im Darm und den Feinheiten bei der Carbzubereitung abhängen.

Aber um eine Idee von der Dimension zu bekommen: Rohe Haferflocken enthalten etwa 8 Gramm pro 100 Gramm unverdauliche Stärke, auch als resistente Stärke bezeichnet. In gekochter Form verbleibt nur ein Gramm, das sich von Amylase nicht behelligen lassen will.

# MIT DAMPF IN DEN HIMMEL

Auffällig ist: Bei der Präparation von Carbs für den täglichen Bedarf wurde traditionell in vielen Kulturen auf eine Garung der Getreideprodukte mit Dampf gesetzt. Dampf ist heißer als kochendes Wasser. Er schließt daher die Stärke besonders gut auf.

In Ostasien wird der Reis traditionell oft über Dampf gegart. Unten das Feuer, darüber ein Topf mit kochendem Wasser, darüber ein Korb, etwa aus dünnem Bambus geflochten, durch den der Dampf durchtritt, darin der Reis, obenauf ein Deckel.

Der Reis wird oft vorher mehrere Stunden oder über Nacht in Wasser eingeweicht. Keine zusätzliche Aufschlusschance wird vertan.

Buddhistische Mönche in China waren der Überzeugung, dass reiner, weißer gedämpfter Reis für die Reflexion noch förderlicher sei als die aus Weizen gemachten Nudeln. Die Teigprodukte waren während der gerade untergegangenen Han-Dynastie Grundnahrungsmittel Nummer eins gewesen. Unter dem Einfluss der Buddhisten erreichte der von ihnen so gelobte Reis seinen heutigen Status in China wie auch in ganz Ostasien.

Fraglos waren die buddhistischen Mönche beim In-sich-Gehen und Sich-selbst-Wahrnehmen sehr geübt, sodass sie noch ein zusätzliches Plus an Nährwert und Verträglichkeit vielleicht hätten beobachten können – ohne etwas von der Ernährungschemie zu verstehen.

Interessanterweise wird das chinesische Wort Qi mit den beiden Zeichen für aufsteigenden Dampf sowie Reis geschrieben. Qi bedeutet in etwa Lebensenergie und erlangte Bekanntheit im Zusammenhang mit der Traditionellen Chinesischen Medizin, gerade der Akupunktur. Das ist ohne Frage eine treffende Assoziation, denn Stärke ist, zumindest biologisch betrachtet, die Lebensenergie Nummer eins des Menschen.

Solcherlei Dampfgarung gibt es auch bei anderen Getreiden. So wird auch der Hirse-Couscous in Mali zubereitet.

Bei Brot ist der Dampf in den Gasblasen gefangen, die während der Teigfermentation entstanden sind, und gart die ihn umgebende Stärke ideal. Voraussetzung ist demnach, dass der Brotteig luftig gebacken ist. Vollkornbrote sind oft auffällig kompakt. Besonders schwer wird es mit dem Aufgehen, wenn noch Extrakleie oder ganze Körner mit hochgeliftet werden sollen. Auch mit der Hausmühle frisch gemahlenes Vollkornmehl ist schwerer luftig zu bekommen, um den Topstärkeaufschluss über die Dampfkammern zu fördern. Das fehlende Reifen schwächt den Zusammenhalt des Teigs. Den ermöglicht übrigens das nunmehr so verschriene Klebereiweiß Gluten. Es schafft eine geniale Vorraussetzung: Dehnbarkeit, die Voraussetzung für Blasenbildung im Teig. So machte der Glutengehalt von Weizen und Roggen diese zum Getreide der Wahl für ein Brot, wie es etwa im europäischen Kulturkreis üblich ist.

Auch im Brot Äthiopiens – Injera – ist die Stärke dampfgegart. Dabei ist es traditionell aus glutenfreiem Teff hergestellt, aus dem Mehl dieser besonders kleinkörnigen Hirse. Injera steigt beim Gehen und Backen zwar nicht sonderlich in die Höhe. Dafür ist dieses Sauerteigbrot von einem sichtbaren Blasenmeer durchzogen.

Zumindest Tortillas seien nicht mit Dampf gegart, könnte man meinen. Doch hier ist Dampfgartechnik lediglich eine andere. Im rechten Moment wird die Maistortilla auf der heißen Platte gewendet, dann steigt sie wie ein aufgeblasenes Kissen empor. Verletzt man die Naht, strömt heißer Dampf aus dem Loch. Nimmt man die Tortilla vom Feuer, kollabiert sie und wird wieder zu dem unscheinbaren flachen Fladen, als der sie gegessen wird. Es gehört schon einiges an Know-how und Feingefühl dazu, die Tortillas stets auf dem Feuer zu so einer stärkebrechenden Dampfkammer hochzujagen, damit sie topverdaulich sind.

Diese Art der schonenden Garung kommt auch beim im Nahen Osten verbreiteten Pitabrot wie auch bei Indiens Chapati zur Anwendung.

Brei wird anders zubereitet. Dieser wird kurz bei starker Hitze aufgekocht und quillt dann bei sehr kleiner Flamme durch.

Nach den Untersuchungen von Anni Gamerith ist allerdings davon auszugehen, dass gerade bei Breien die traditionelle Vorbehandlung des Getreides die enthaltene Stärke erst wirklich für diese Form des Breikochens »reif« macht. Wie wir bereits wissen, verbessert auch das Stampfen den gesunden Stärkeaufschluss, es entfernt nicht »nur« die raue Zelluloseschicht unter Bewahrung der so wertvollen Aleuronschicht. Der Brei quillt laut Gamerith deutlich besser, nimmt mehr an Volumen zu und ist weniger schleimig.

Beim Stampfen beginnt auch schon die Saccharification, die Verzuckerung. Aus den riesigen Stärkegemäuern lösen sich kleinere Einheiten, Malzzucker, der aus zwei Glucoseeinheiten besteht. Durch Einweichen vor dem Stampfen oder zwischenzeitlichem Benetzen wird die Keimung angestoßen. Damit setzt ein grundlegender Wandel ein. Die staubig verpackte Energie wird jetzt wieder als Glucose für das sich erweckende Leben gebraucht. Noch umfänglicher wird bei der Bierherstellung die Keimung eingeleitet, um die Stärke zu verzuckern. Hefe kann sich nur von den kleinen abgespalteten Zuckereinheiten ernähren und dabei den begehrten Alkohol produzieren.

Während des Stampfens beginnt auch schon ein wenig die Fermentation, bei der sich nützliche Mikroorganismen ebenfalls in der Stärkezerlegung betätigen.

Die Saccharification des Breigetreides hat eine sehr verführerische Folge: Es schmeckt deutlich süßer! Das signalisiert unserem Gaumen gleichzeitig, dass es gute Nahrung für Menschen ist. Das Quellverhalten von gestampftem Getreide spricht dafür, dass die Stärkefestung so durchgerüttelt wird, dass Wasser und Hitze noch besser wirken können.

Das Wegfallen des Stampfens von Breigetreide dürfte vor allem zulasten der Allerjüngsten gehen. Schließlich ist Brei typische Babynahrung. Dann sind da noch die treuen Konsumenten von Müsli und anderen Frühstückszerealien, weil diese als so gesund propagiert werden. Hier dürften aber kalter Verzehr und Überschuss an Kleiehüllen für den gestörten Stärkeaufschluss noch ausschlaggebender sein.

Bei Reis und Couscous könnte die Dampfgarung ohne Stampfen ebenfalls weniger erfolgreich beim Stärkeaufschluss sein. Denn gestampfter Reis ist schneller gar und schmeckt außerdem besser.

## STÄRKEAUFSCHLUSS: WORAUF ES NOCH ANKOMMT

Die Carbkochkunst beschränkt sich aber nicht auf Verfahren, die clevere Links in Stärke lockern. Auch weitere Kochgewohnheiten bei Alltagscarbs zeigen, wie genau wir Bescheid darüber wissen, was den Stärkeaufschluss fördert oder hemmt – ohne etwas von unserer Carbkochkompetenz zu ahnen.

Auffällig oft kochen wir die Carbs für sich, in einem Extratopf. Die Pasta kommt pur ins wallende Salzwasser, das Brot in den Ofen, die Tortilla auf die heiße Platte, der Reis in sein Körbchen, die Kartoffeln in ihren Topf. Startet der Kochprozess hingegen mit Fett und Eiweißreichem, dann können diese sich mit der Stärke verbinden und dadurch den Zugriff von Wasser und Hitze einschränken. Salz stört hingegen nicht, es senkt sogar die Gelatinisierungstemperatur.

Die Vereinigung mit der Soße und anderen Menükomponenten passiert dann meist auf dem Teller. Oder kurz vorher, wenn etwa die fertige Pasta noch kurz in der Pfanne zusammen mit der Soße geschwenkt wird. Da ist der Stärkeaufschluss schon längst vollbracht.

Auch bei der Wasserdosierung weiß das Kochhandwerk Bescheid. Die Menge muss im Verhältnis zu den Carbs stimmen, sonst wird das Ergebnis von der Zunge nicht goutiert. Bei zu wenig Wasser kann viel weniger Stärke aufgeschlossen werden, sie schmeckt stumpf und felsig. Aber auch beim Übermaß sinkt teils die Glucoseausbeute. Wird Reis mit zu viel Wasser gekocht, schmeckt er glitschig.

Das bedeutet jetzt keinesfalls, dass es ungesund ist, die Kartoffeln direkt mit dem Gulasch zu garen. Es ist, wie schon betont, normal, dass ein kleiner Prozentsatz, besser Promillesatz der verzehrten Stärke nicht als Glucose im Blut auftaucht, sondern in den Dickdarm weiterwandert, um dort von den Bakterien fermentiert zu werden. Wobei eben dieser Anteil durch die kulturübergreifend weitverbreitete Dampfgarung bei Alltagscarbs auffällig gering gehalten wurde.

Heute ist das Problem, dass viel zu viel Stärke den Weg der Fermentation geht, dass die Hirnenergie dort angekommen in Fett umgewandelt wird und als diese auch teilweise aufgenommen wird. Fraglos gibt es auch starke individuelle Unterschiede, was die Empfindlichkeit gegenüber reichlich Stärke im Dickdarm betrifft, wie aber auch dem Bedarf von Glucose fürs Gehirn, wenn etwa viel geistige Arbeit ansteht, viele Entscheidungen getroffen werden oder ein hoher psychosozialer Stress besteht.

Es gelten auch andere Stärkepräparationsregeln für Kraftnahrung für das Tagewerk, hier wird traditionell hoher Stärkeaufschluss angestrebt. Anders bei Desserts – dort lässt man es beim Stärkeaufschluss typischerweise schleifen.

So berichtet Gamerith, dass die Getreidebreie fast ausschließlich mit Wasser gekocht wurden, allenfalls für Feiern mit Milch. Denn es war klar, dass diese den Aufschluss der Stärke hemmt, weil sich Eiweiß damit verbindet.

Ein Fest lebt vom generösen Überfluss beim Essen. Besonders geeignet sind dafür maststoffreiche Speisen. Sie signalisieren uns unbewusst: Das Land, wo Milch und Honig fließen, ist kein

Land, das so viel Energie spendet, wie wir für unsere Alltagsaufgaben benötigen. Vielmehr ist es eines mit üppigem Extra. Nur im Überfluss kann man loslassen, gestern wie auch morgen vergessen. Viel Glucose und Insulin schicken das Stresssystem in den Urlaub, der Parasympathikus kann das Steuer übernehmen, ausgelassen kann man zugreifen.

Der unzureichende Stärkeaufschluss wandelt das energiereiche Carb in einen Maststoff, einen gemütlichen Dickmacher. Da kann man das Mehl mit Butter mischen, reichlich Stärkeenden damit verzinken, das Stück Kuchen vielleicht noch mit Trockenfrüchten spicken und auch noch schön Eier unterrühren, damit deren Eiweiß in der hohen, trockenen Ofenhitze ideal mit der Fructose aus dem Zucker zum Supermaststoff AGE fusioniert. Fructose macht das zehnmal so bereitwillig wie Glucose.

Das mästende Resultat kann allerdings auch jeder angeregten Feier den Esprit rauben. Notfalls muss man mit dem Anregungsmittel Kaffee gegensteuern. Gewiss ist indes: Ein Stück Kuchen ist kein geeignetes Entree für einen arbeitsreichen Tag. Sofern solche Festspeisen nur an Festtagen genossen werden, ist hingegen alles im Lot.

Feiercarbs sind etwas anderes als Alltagscarbs. Während die ersten im heutigen Übermaß längst ein Problem für Gewichtsentwicklung und Gesundheit sind, sollte die Stärke in den Alltagscarbs gut bis sehr gut aufgeschlossen sein, um uns mit Energie für Leben, Leistung und produktives Wohlbefinden zu versorgen.

Das instinktive biologische Carbwissen spiegelt sich nicht nur in den Kochverfahren, sondern auch darin, was Menschen gemeinhin über Carbs »dachten«. Sie wollten zunächst nicht den Brei aus ungestampftem Getreide, sie verlangten nach hellerem, luftigerem Brot. Getreide rangierte im Ansehen über Knollen. Die Stärke aus den USOs ist konstruktionsbedingt schlechter aufschließbar, auffälligerweise wird mit Fett meist kräftig nachgebuttert, um zumindest bei den Kalorien das Soll zu erreichen. Das bedeutete nicht, dass Knollen nicht auch zur Abwechslung gerne gegessen wurden, oft auch, um viel Zeit und Mühsal zu sparen. Doch die große Anziehung ging vom fein verarbeiteten Getreide aus. Das war das Begehrte.

Hülsenfrüchte, Bohnen und Linsen, haben sich sogar einen zweifelhaften Ruf erarbeitet. Dabei enthalten viele von ihnen beachtliche Mengen an Kohlenhydraten. Getrocknet bestehen Linsen, weiße Bohnen und Kichererbsen etwa zur Hälfte aus der doch normalerweise so begehrten Stärke. Doch hiermit stimmt etwas nicht. Die von Hülsenfrüchten verwendete Stärkearchitektur ist noch weniger gut aufzuschließen als die von Knollen, ohnehin weit entfernt vom Getreide. Es lassen sich beachtliche Gehalte von resistenter, unverdaulicher Stärke bei Hülsenfrüchten nachweisen, auch nach geduldigem Kochen. In der traditionellen Ernährung dürften sie die Stars bei der resistenten Stärke gewesen sein, jetzt haben sie aber Konkurrenz durch den Verzehr von rohem Getreide bekommen. Neben diesem großzügigen Catering für die Darmbakterien haben die bauchig geformten Pflanzensamen noch ein Carb im Arsenal, mit dem sie Fermentation und Gasbildung nachhaltig befeuern können, den unverdaulichen Zucker Raffinose. Wer so Kohlenhydrate bildet und baut, kann nicht erwarten, im Ansehen der Menschen einen höheren Platz einzunehmen, gar dem Getreide Konkurrenz zu machen. Dieses Denken über Carbs, dieses zielstrebige Bevorzugen der höherwertigen Glucosespender zeigt wiederum unsere instinktive Expertise in Sachen Stärkeaufschluss, ohne die wir uns nie ein in seiner Größe so expandierendes Gehirn hätten leisten können.

# AUFSCHLIESSBARE STÄRKE IM RÜCKZUG

## STÄRKE UND RE-LINKS

Und noch etwas erschwert einen guten Stärkeaufschluss – und auch da kennen wir uns instinktiv top aus. Die Mühen sind nicht von Dauer. Sobald wir der gerade noch hitzig aufgeschlossenen Stärke den Rücken zudrehen, strecken ihre Zucker wieder Verbindungsarme aus, um sich erneut über unzertrennliche Links mit anderen zu vereinen. Fachleute sprechen hier von retrogradierter Stärke, einer speziellen Form von resistenter Stärke.

Eine Untersuchung von Hans Englyst fand, dass von frisch gekochter Stärke drei Prozent unverdaut in den Dickdarm weiterwandern. Bei abgekühlter waren es zwölf Prozent. In einer Portion gekochtem Reis von 150 Gramm sind rund 40 Gramm Stärke enthalten. Abgekühlt wären das dann immerhin fast fünf Gramm Fermentationsmaterial für die Bakterien im Dickdarm. Zum Vergleich: Ein Glas Milch enthält zehn Gramm Lactose.

Ebenfalls zum Mengenvergleich: Schon mit einem Gehalt von nur ein bis vier Prozent Fructanen sprintet Weizenmehl in die Spitzengruppe von fermentierbaren Carbs, die laut FOD-MAP-Philosophie den gierigen Dickdarmbakterien vorenthalten werden sollen.

Doch die Menge ist nicht allein entscheidend, denn generell gilt: Jedes Carb wird im Dickdarm ein wenig anders fermentiert, jedes Carb füttert bestimmte Bakterienstämme, die wiederum ihre typischen Stoffwechselprodukte ausstoßen, und verschiebt damit die für unsere Gesundheit so wichtige Zusammensetzung dieses Ökosystems, mal positiv, mal negativ. Das trifft auch nachweislich für die retrogradierte Stärke zu, die beim Abkühlen wieder schwer zu kappende Links schmiedet. Sie ist die Form resistenter Stärke, die zu mehr Darmbeschwerden und Unverträglichkeit führt als eine im Koch- oder Kauprozess schlecht aufgeschlossene.

Daher rät keine andere Speisekomponente dringender dazu, vom Kochtopf direkt auf den Tisch zu kommen, als die Carbs. Die Kohlenhydrate sind ein entscheidender Grund, warum wir heißes Essen mögen. In vielen Kulturen sogar dreimal täglich.

Wie streng der direkte Link zwischen Carbkochtopf und Esstisch in einer guten Küche gehandhabt werden sollte, lassen die Anweisungen von Kochbuchpionierin Henriette Davidis (1801–1876) am Beispiel von Kartoffeln erahnen. Der entsprechende Auszug aus ihrem Klassiker »Praktisches Kochbuch« von 1845:

»Das Abgießen muß sorgfältig geschehen, so daß kein Wasser auf den Kartoffeln zurückbleibt. Dann wird der Topf wieder einige Minuten offen aufs Feuer gestellt, um die wässerigen Teile verdampfen zu lassen; erst dann wird der Deckel bis zum Servieren fest geschlossen. Beim Anrichten gebe man die Kartoffeln in eine heiß gemachte Schüssel und bringe sie dampfend, doch bedeckt zur Tafel. Keine Speise verliert durch Stehen ihren guten Geschmack so sehr wie Kartoffeln.«

Heiß gemachte Schüssel, dampfend servieren und sogar noch bedeckt auf den Esstisch stellen. Zuvor achtet sie auch darauf, dass die Kartoffeln auf dem Torfboden nicht in einer Wasserlache liegen und so die Stärke in dieser feuchten Zone durchweicht.

Wie das Wasser bei Reis, Hirse und Brot stimmen muss, so muss auch Feuer wohldosiert sein. Bei Pasta gilt lebhaft brodelndes Wasser als ideal. Die Nudeln sollten dann noch »al dente« abgegossen werden. Werden sie überkocht, verliert die enthaltene Stärke an Aufschließbarkeit, dann sind wir schon in der Retrogradierung auf der anderen Seite.

Carbs gehören auf den Punkt gegart und dann gleich auf den Tisch gestellt und gegessen – und so mögen wir sie auch am liebsten.

## FRISCHES BROT ODER KONSERVE?

Wohl nichts anderes transformiert so sehr eine Behausung in ein Zuhause, wohl nichts anderes verströmt so unwidersprochen ein Gefühl von Ankommen wie der Duft von im heimischen Ofen backendem Brot. Was in der Gluthitze an Form, Farbe und Stoff erschaffen wird, ist kein Nahrungsmittel mehr. Diese sind längst übertroffen. Es ist ein Versprechen.

Brötchen mögen wir am liebsten frisch gebacken. Zum Frühstück sind sie ein Highlight. Noch am gleichen Tag verlieren sie bereits viel von ihrem Appeal. Am nächsten Tag sind wir sie schon fast leid, wir müssen uns ein wenig überreden, doch noch hineinzubeißen. Wiederbelebungsversuche mit Benetzen und kurz in den Ofen schieben oder auf den Toaster bessern den Geschmack, aber lassen sie nicht ansatzweise an ihre Anziehungskraft im frisch gebackenen Zustand heranreichen.

Brot schmeckt ebenfalls am besten, wenn es täglich frisch bereitet wird. Auch hier ist die Stärke wieder dabei, neue, unlösliche Links zu verlöten, während es scheinbar unschuldig im Brotkasten liegt.

Der altbackene Geschmack ist so wenig ansprechend, dass der Begriff auch metaphorisch für allerhand anderes aus der Zeit Gefallenes verwendet wird. Altbackener Geschmack ist bei den Brotcarbs untrügliches Warnzeichen für intensives Re-Linking in der so begehrten Stärke.

Auch das pappige Mundgefühl, das so manche dauerhaltbare Industriebrotscheibe hervorruft, beweist tiefenbiologischen Scharfsinn. Hier entwickeln sich schwerer verdauliche Strukturen, die sich den robusten Connections von Pflanzenzellwänden, also Zellulose, annähern – aus der eben auch Pappe besteht.

Deutlich haltbarer ist Sauerteigbrot. Das leicht saure Milieu hemmt die Retrogradierung der Stärke deutlich. Es ist ein idealer kalter Vorrat von aufgeschlossener Stärke für den Tag und vielleicht auch noch ein bisschen länger.

## HEUTE HOHE BELASTUNG AN
## UNVERDAULICHER STÄRKE

Zahlreiche Faktoren fördern das Wiederverlinken der Stärke. Da ist vor allem der Gehalt an Amylose. Umso mehr davon enthalten ist, desto schneller und umfangreicher findet der Entzug an verdaulicher Stärke statt. Teils behindert Amylose auch den Aufschluss unter Hitze. Sie verringert daher gleich auf zwei Wegen die Glucoseausnutzung. Bei vielen Getreiden ist das Verhältnis von Amylopektin zur Amylose etwa 75 zu 25.

Der in Ostasien sehr verbreitete klebrige Reis besteht hingegen fast nur aus Amylopektin. Entsprechend hat er einen sehr hohen glykämischen Index, steigt der Blutzucker nach dem Verzehr. Selbst die meisten mit Turbohefe hochgejagten Weißbrotlaibe können da nicht konkurrieren.

Einer der Gründe, warum Amylopektin, wie im klebrigen Reis, so ungebremst ins Blut schießt, ist wahrscheinlich, dass in anderen Getreiden der Amyloseanteil beim Kochen aus den Stärkekörnern leckt und dann dazu neigt, ein Gel zu bilden. Dies wirkt wie ein Schutzfilm, durch den die Amylase schlecht durchkommt, um die Stärkelinks zu spalten. Eine mögliche Bildung von Anti-Amylase-Gel kennen wir schon vom heutigen extrem feinen Vermahlen der Kleie. Aber auch unverdauliche Carbs wie Carrageen (E 407) und Guarkernmehl (E 412) werden vielen Speisen als Zusatzstoffe untergemischt – auch wegen ihres Geleffektes, die eine Stärkeverdauung behindern könnten. In größeren Mengen können sie Darmbeschwerden auslösen.

Durchs erneute Warmmachen einer Speise wird ein Teil der Retrolinks wieder gesprengt, so wie auch beim Toasten von Brotscheiben. Amylopektin ist für eine solche Hitzebehandlung viel empfänglicher als Amylose. Wiederum bereitet die weniger komplex aufgebaute Stärke mehr Probleme. Mit jeder Runde Wiedererwärmen und Abkühlen verbleibt mehr resistente Stärke in der Speise zurück.

Oft führt die in der Lebensmittelindustrie sehr verbreitete Sterilisationsmethode des Autoklavierens zu einer erhöhten Bildung von resistenter Stärke. Dabei wird unter erhöhtem Druck gekocht, zu Hause ist das mit dem Schnellkochtopf möglich. Das Gericht ist schneller fertig und länger haltbar. Die Lebensmittelindustrie schätzt das insbesondere für die Herstellung von Fertigmenüs, Eintöpfen und Babynahrung. Die können dann ungekühlt lange im Supermarktregal auf ihre Käufer warten.

Auch Tiefkühlen kann den Gehalt an resistenter Stärke deutlich erhöhen, wobei das Ergebnis sehr unterschiedlich ausfallen kann.

Sogar das Puffen von Getreide ist ungünstig für den Stärkeaufschluss. Schließlich macht es die Körner noch trockener.


Aus den aufgeführten Faktoren wird klar, dass wir heute deutlich mehr an unverdaulicher Stärke in unserem Essen haben. Das beginnt mit dem Fehlen des Stampfens, dem Verlust an Kochkunst, überhaupt dem Bewusstsein dafür und an Esskultur – lauwarm tut es auch.

Dann wird das Grundnahrungsmittel Brot meist nicht mehr mit Sauerteig gebacken. Die eingeschränkte Fermentation verringert den vorhergehenden Aufschluss und fördert frühzeitiges Wiederverlinken der Stärke. Hinzu kommen Brotprodukte, die auf verlängerte Haltbarkeit getrimmt sind.

Der umfängliche Verzehr von Rohgetreide, von Flocken, liefert eine große Menge resistenter Stärke. Ein Teller Getreideflocken kann schon mehrere Gramm liefern. Zur großen Bakterienparty im Dickdarm trägt beim Müsli auch oft noch die Lactose aus der Milch bei. Entsprechend fröhlich wird fermentiert und Gas gebildet.

Ein weiteres Problem ist die Schnelless- und Imbisskultur. Stundenlang lauwarm gehaltene Carbs in der Kantine, dürftig für den Verzehr noch einmal nachgewärmt, oft dampfen Kartoffeln und Reis dann nicht einmal. Selbst so manches Restaurant, in dem richtig gekocht wird, greift bei den Carbs auf vorgekochte Produkte wie etwa vorgegarte Spaghetti zurück, die dann schnell noch auf Temperatur gebracht werden. Dabei ist die Aufwandsersparnis gering, der geschmackliche Verlust deutlich und außerdem sind die Folgen für die Gesundheit ungünstig.

Was wir zu Hause beim Kochen und Servieren nicht schon falsch machen, ergänzen wir noch kräftig mit verdauungsunwilliger Stärke aus halbfertigen oder fertigen Industrieprodukten. Da sind Aufbackbrötchen und Tiefkühlpizza, die wir aus der Truhe bergen, um sie bald »frisch« duftend aus dem Ofen zu servieren. Das Fertigmenü mit den über Monate haltbaren Ravioli gibt den nächsten Nachschlag an resistenter Stärke. Abends vorm Fernseher dann das Grande Finale mit Chips und Popcorn – Trockenstärke par excellence!

Die nunmehr auf Zeitersparnis und Bequemlichkeit getrimmte Nahrungszubereitung führt zu einem deutlich verringerten Stärkeaufschluss. Weniger Glucose gelangt zum Gehirn, der Darm ist durch zu viel und ungünstig fermentierte Kohlenhydrate überlastet. Es ist eine extreme Veränderung in unserer Ernährung, die erst einige Jahrzehnte alt ist – und immer mehr an Fahrt zunimmt.

Doch warum machen wir dabei mit? Schließlich haben wir einen feinen Sinn für gut aufschließbare Stärke. Wir spüren beim Kauen die leichte Süße, die Zückerchen, die durch die Amylase von der Stärke abgespalten werden. Wir mögen auch genau das Mundgefühl, das entsteht, wenn die Stärke unter den ersten Verdauungsbemühungen im Mund zergeht. Und erneut verlinkte Stärke, die besonders problematische Form, das Altbackene, mögen wir gar nicht.

Dennoch machen wir diesen Abstieg mit. Sicher auch, weil wir es so kennen. Aber da kommt wohl auch noch etwas Zweites hinzu, das wiederum die ohnehin schon ungesunde Entwicklung gefährlich verschärft.

# STUMPFE STÄRKE & SÜSSER ZAHN

Bei den in neuer Verarbeitungsweise hergestellten Getreideprodukten wird oft der Zusatz von Zucker zum Problem. Doch warum entsteht das Bedürfnis, Brot und Brei zu zuckern?

Seit den 1870er-Jahren etablierte sich in der englischen Arbeiterschaft das Marmeladenbrot als Ernährungsgrundlage – und wurde bald zum Welthit. Geschwächte Carbs mit Problemcarbüberzug. Wenn gespart werden musste, wurde in den armen Bevölkerungsschichten lieber auf Fleisch als auf Zucker verzichtet.

Bei neuen, oft roh verzehrten Getreidebreien ist der innere Druck noch ausgeprägter, süße Carbs an die Carbs zu geben. Getreideflocken funktionieren für viele Menschen auf der Zunge nur, wenn zumindest Trockenfrüchte beigefügt werden. Fertigen Frühstückszerealien sind oft erhebliche Mengen Zucker zugesetzt. Stiftung Warentest fand bei Produkten auch schon einen Gehalt von knapp 50 Prozent. Die unverblümte Lösung in den 1970ern hieß: Haferflocken mit Milch und Zucker – und zwar weit mehr als ein Teelöffelchen von dem süßen Kristall.

Süße ist das Biosignal, das uns an eine Ungiftigkeit eines Nahrungsmittels glauben lässt. Damit können wir über die Schwächen einer Speise, ja sogar Anzeichen für ungesunde Inhaltsstoffe hinwegtäuschen. Auf diesem Prinzip beruht auch der Arzneisirup. Kinder können Bitteres nicht ausstehen, weil es ein natürliches Warnsignal für giftige Stoffe ist. Schon leichte Noten davon führen zu großer Widerwehr. Doch unter Zuckerüberzug versteckt, schlucken Kinder auch eine bittere Medizin.

Mit Zucker auf oder in einer Speise vergessen wir normale Qualitätsansprüche. So arrangieren wir uns mit minderwertig zubereiteten, aber gesüßten Getreideprodukten. Und beim Müsli kommt für diese Überzeugungsarbeit so manches Mal noch ein Supermaststoff zum Einsatz – die AGEs. Sie werden bei der Herstellung von Crunchy Müsli und gebräuntem Zuckerüberzug von gepufften Frühstückszerealien reichlich gebildet.

So führen kalte Flocken und resistente Stärke in Brot und Reis dazu, dass es uns schwerfällt, bei süßen Sachen zu sparen, sich den Nachtisch zu verkneifen – obwohl wir wissen, dass uns das Zuckerzeug nicht guttut.

Seit ewigen Zeiten sind wir daran gewöhnt, dass gestampftes Getreide schon selbst einen leicht süßlichen Geschmack entfaltet. Das Kauen verstärkt den Effekt und signalisiert unserer Zunge, dass wir vorher in der Küche einen guten Job gemacht haben. Ist die Stärke gut aufschließbar, dann ist sie eine große Freude für Körper und Geist. Dieses Plazet fehlt bei Getreideprodukten heute. Und es wird mit zugesetztem Zucker herbeigeschummelt. Haushaltszucker ist im Gegensatz zu Stärke ohne Verdauungsvorbehalt. Er wird wie von allein im Darm aufgenommen. Mit dieser schrill herausposaunten Bioinformation täuscht der zugesetzte Zucker über die Signale schwerer Verdaulichkeit hinweg, herbe Noten der Abwehrstoffe wie der unzureichend aufgeschlossenen Stärke werden übertönt. Nur in diesem zweimal ungesunden Carbdoppel mögen wir unseren Lebensenergiespender, der uns durch die Jahrtausende trug, überhaupt noch essen.

# 20 GOLDENE REGELN FÜR GESUNDE STÄRKE

1. Carbs zumeist separat, in eigenem Topf kochen
2. zum Kochen ist Salz prima, etwas Fett okay, besser ohne
3. Brei in Wasser garen, allenfalls gelegentlich in Milch
4. Brei kurz aufkochen, dann bei Minitemperatur garziehen lassen
5. Wasser korrekt dosieren, weder zu wenig noch zu viel
6. Feuer korrekt dosieren – auf den Punkt kochen
7. sich aufmerksam vom Geschmackssinn steuern lassen
8. Pasta al dente kochen
9. gekochte Carbs dampfend servieren
10. Carbs besser immer frisch nach Bedarf kochen
11. Carb möglichst oft mit Dampf garen
12. Reis über Nacht einweichen
13. regelmäßig frisch Sauerteigbrot backen, frisch gebackenes kaufen
14. ggf. Toaster mit milder Hitze zur Stärkerettung einsetzen
15. Druckkochtopf, Autoklaviertes vermeiden
16. eingefrorenes Brot vermeiden
17. Tiefkühlpizza ade, Fertigmenüs vermeiden
18. dauerwarmgehaltene Kantinencarbs vermeiden
19. Reissalat, Nudelsalat nur gelegentlich, bei Partys
20. trockene Carbs wie Reiswaffeln, Knabberzeug, Popcorn verbannen

# BLUTZUCKERANSTIEG MIT SPEISENKOMBINATION AUSBREMSEN

Heute begrüßt so manch neue Ernährungsphilosophie schwer oder unverdauliche Kohlenhydrate. Ja, die Industrie experimentiert sogar damit, den Gehalt an resistenter Stärke in den Carbs zu erhöhen, aber so, dass die Konsumenten beim Carbcheck auf der Zunge nicht misstrauisch werden. Low Carb möchte Brot und Kartoffel sowieso am liebsten verbannen. Ein wesentliches Argument führen die unterschiedlichen Denkrichtungen gemeinsam an: Sie beschuldigen Nahrungsmittel mit einem hohen glykämischen Index (GI), ein großes Problem für die Gesundheit zu sein. Der hochschnellende Blutzuckerspiegel belastet den Stoffwechsel, er erzwingt eine hohe Insulinausschüttung und ist oft Startschuss für eine dick machende Blutzucker-Achterbahn. Auf die steilen Anstiege folgt das Hinabrauschen in die Blutzuckertäler mit Leistungstief samt Griff zum Schokoriegel.

Nun beliefert aber nichts anderes so eilig den Blutzucker wie eine top in der Küche aufgeschlossene Stärke. Da kann auch der Haushaltszucker lange nicht mithalten. Entsprechend falsch wäre danach die traditionelle Küche vorgegangen und entsprechend falsch würde danach die Zunge uns beraten.

Doch wenn der glykämische Index wirklich diese entscheidende Größe wäre, dann müssten Ostasiaten mit ihrem Faible für klebrigen Reis, die Amylopektinbombe, den GI-Blockbuster schlechthin, seit etlichen Jahrhunderten bei Übergewicht, Fettleibigkeit und Diabetes führend sein. Dann haben sie den Reis auch schon traditionell gestampft, obendrein die angeblich so wertvolle Zelluloseaußenschicht entfernt. Damit ist scheinbar jeder Ballast aus dem Korn abgeworfen, der den Glucosehöhenflug noch hätte ausbremsen können.

Besonders eindrücklich sind die Zahlen bei den Laoten. Mit einem sensationellen Pro-Kopf-Konsum von 171 Kilogramm klebrigem Reis pro Jahr bringt das jede Low-Carb- und jede GI-wie-auch-immer-herunter-Philosophie in Erklärungsnot. Das sind rund 450 Gramm am Tag. Dennoch steht Laos weit hinten in der Diabetesstatistik. Allemal gehören sie wie andere Ostasiaten im Schnitt eher zu den sichtbar schlankeren Menschen, auch wenn viele von ihnen dreimal täglich klebrigen Reis essen.

Das Problem bei dem Ansatz mit dem glykämischen Index ist, dass hierbei die Wirkung von separat verzehrten Speisekomponenten auf den Blutzucker gemessen wird. Doch so essen wir diese nicht freiwillig. Bei aller Liebe zu den Carbs – eine Scheibe Brot ohne Butter und Aufschnitt ist bestenfalls mal eine Notration. Um eine größere Kartoffel pur zu verzehren, braucht es schon Überredungskünste. Diese sind Grundlage für eine Mahlzeit, aber noch keine vollständige Mahlzeit.

Und in der Kombination wird auch der höchste GI schnell aus dem Himmel geholt, in den mittleren oder auch unteren Bereich. Da wir uns zum Meister im Stärkeaufschluss entwickelt haben, braucht es nun Geschick und Kombinierkünste, um mit anderen Zutaten der Stärke im Verdauungstrakt ihr Tempo zu nehmen – aber nicht ihre Verdaulichkeit. Auch diese Carbverlangsamung haben Menschen in ihrer traditionellen Küche schon immer instinktiv betrieben.

Ohnehin war die Lage gegenüber den heutigen raffinierten Getreideprodukten schon besser. Im gestampften Reis waren immer noch umfänglich Ballaststoffe enthalten, die eine Aufnahme der enthaltenen Stärke als Glucose im Darm ausbremsten. Ballaststoffe leisten das im Gegensatz zu ihrem Ruf jedoch nur sehr mäßig. Fett ist hingegen eine wirksame Bremse, die Butter auf dem

Brot, das Olivenöl an der Pastasoße, das Kokosöl am Asiagericht zum Reis.

Noch weit wirksamer senkt ein wenig Säure mit dabei die Geschwindigkeit der Glucoseaufnahme. Da wirkt die Sauerrahmbutter mit ihrem noch etwas niedrigeren pH-Wert auf der Brotscheibe besser als die handelsübliche mild gesäuerte. Joghurt, Zaziki, ein bisschen Zitronensaft oder Essig zum Carbmenü wirken Wunder. Auch ein paar Schlucke Wein zum Essen bremsen mit der enthaltenen Säure die Carbs aus der Pasta.

Wiederum überzeugt Sauerteigbrot. Auch wenn es nur mild säuerlich schmeckt, drückt dieses klassische Brotbackverfahren den GI der Scheibe Brot schon aus dem oberen solide in den mittleren Bereich – noch bevor Sauerrahmbutter und Aufschnitt ihn weiter senken. Hingegen unterscheiden sich Hefebrot aus Vollkornmehl oder Weißmehl in ihrem hohen GI kaum.

Der gestampfte Hirsebrei wurde nach Gameriths Untersuchungen in der Südoststeiermark oft mit Stockmilch verzehrt. In den garen Brei kam die Dickmilch hinein. Alle Sauermilchprodukte verlangsamen die Glucoseaufnahme deutlich. Buddhistische Mönche aßen zu ihrem morgendlichen Reisbrei, Congee, oft milchsaures Gemüse.

Das sind die besonders wirksamen GI-Ausbremser. Aber letztlich bewirkt jede traditionelle Speisenkombination ein enormes Ausbremsen der im Team vorhandenen Carbbeilage.

Es ist auch berechtigt, ein bisschen über die Struktur der Carbprodukte die Verdauung zu verlangsamen, aber sie sollte eben nicht verhindert werden. Die gestampfte Hirse für den Brei, immer noch ganz, kann die Aufnahme gegenüber feinem Mehl verlangsamen. Auch Pastaherstellung ist hier ein wirksamer Trick. Sie wird traditionell aus Gries hergestellt, ist also gröber und wird dann noch unter Druck zusammengepresst. Bei der früher üblichen traditionellen Lufttrocknung setzte außerdem bereits die Fermentation ein, womit nun auch wieder ein bisschen bremsende Säure in den Teig gelangt, wie auch Stärkeaufschluss und

Abwehrstoffabbau gefördert werden. So versorgt Pasta besonders lange und kontinuierlich mit Glucose. Kein Wunder, dass sie nach einer Auswertung von mehreren Studien – allen Vorwürfen und sogar moderner Zubereitung zum Trotz – eine leicht gewichtsreduzierende Wirkung hat.

Es gibt heute aber tatsächlich ein Problem mit zu schnellen Carbs, die den Blutzucker hochschießen lassen, den GI hochjagen. Aber das sind vor allem neue Carbpräparationen, bei denen eben die Kombination nicht mehr stimmt. Da ist das Herunterstürzen von Saft und Limonade zum Durstlöschen. Da sind die Süßigkeiten und Kekse. Da sind Kuchen und so manches Dessert. Da sind trockene Carbs, Knabberzeug, dem vielleicht noch Salz zugesetzt ist, was die von Wassermangel in den Zellen ausgelöste Stoffwechselnot noch weiter verschärft. Die sind aber noch weit mehr als ein GI-Problem.

Von allen Kombinationen ist die von Kohlenhydraten mit Wasser für die Gesundheit wohl am bedeutendsten. Dabei geht es aber um noch mehr als die schroff abweisende Stärke, die sich totstellende Energie des Lebens, mit dem Element Wasser in die lebendige Welt zu holen.

Ohne Wasser, wie dies Popcorn, Kartoffelchips, Salzcracker, Reiswaffeln und trockene Kekse fast erreichen, haben Carbs, eigentlich unsere Lebensspender, akut eine schlimme Wirkung auf unseren Stoffwechsel. Mit ihrer übermächtigen Anziehungskraft auf Wasser, oft verstärkt durch kräftigen Salzzusatz, bringen die staubigen Carbs die Körperzellen in Stoffwechselnot. In ihnen wird der sogenannte Polyol-Stoffwechsel-Weg angeworfen. Der wandelt die so begehrte Glucose in den Problemstoff Fructose um. Während die meiste Fructose aus der Nahrung, vom Darm und dem Entgiftungsorgan Leber abgefangen werden, sind die Körperzellen ihrer erzwungenen Eigenproduktion voll ausgeliefert. Dabei wird auch noch das Schlüssel-Antioxidans der Zellen, das NADPH, deaktiviert.

Mit reichlichem Trinken könnte diese ungesunde Akutwirkung staubiger Carbs wohl größtenteils abgefangen werden. Allerdings wird Knabberzeug oft in Verbindung mit Limonade genossen. Bei der wird das Wasser schon vom großzügig enthaltenen Zucker beansprucht.

Selbst bei der Fructose, die keiner gekonnten Vorverdauungsarbeit in der Küche bedarf, beruht wohl ein Großteil ihrer Schadwirkung auf dem Wasserentzug, wenn sie in größeren Mengen genossen wird. Dies zeigt ein Experiment mit Fliegen. Eine Fructose-reiche Kost verkürzt ihre Lebenserwartung deutlich. Hingegen verschiebt sich mit viel Wasser inklusive zwar der Stoffwechsel in Richtung Diabetes – aber der lebensverkürzende Killer-Effekt bleibt aus.

Zum gesunden Kombinieren mit Carbs gehört auch, gleich mitzuliefern, was für ihre gesunde Verwertung im Stoffwechsel gebraucht wird, damit es dabei nicht hakt und aus Verlegenheit Energie, die nicht verwertbar ist, in Fett umgewandelt und eingelagert wird.

Salz in Maßen bei idealfeuchten Carbs ist sogar wichtig, gehört dazu. Ein bedeutender Teil der Glucose wird im Darm mithilfe von Natrium nach innen transportiert. Salz fördert eine gesunde Aufnahme. Ohne fehlt Carbs deutlich schmeckbar etwas. Sie sind fade. Und noch etwas Positives zum Salz: Es hemmt sogar nachweislich die Retrogradierung von Weizenstärke.

Zellen brauchen das Mineral Magnesium, um Glucose aufzunehmen und zu verbrennen. In Brot aus der Weißmehlkonserve, ohne Aleuron, ist das meiste Magnesium verloren; in vielen Vollkornprodukten ist es nicht aufschließbar.

Ohnehin ist das Endosperm, der Mehlkörper, heute gegenüber Schalenanteil und Keim besonders groß gezüchtet worden. Somit hat sich schon deshalb der Magnesiumanteil im Verhältnis zur enthaltenen Energie oft schon verkleinert. Idealerweise werden Carbs, wie traditionell bei den meisten Menüs schon umgesetzt, mit Gemüse ergänzt. Dieses enthält viel Magnesium, aber im Verhältnis wenig Energie. So kann das Mineral die Verbrennung der Glucose aus den Carbs gesund gestalten. Biogemüse enthält oft noch ein Drittel mehr an Magnesium.

Wir sind nicht nur seit Jahrtausenden daran angepasst, dass wir viele Nahrungsmittel, insbesondere die Carbs, zubereiten. Wir sind auch biologisch daran angepasst, dass wir die Zutaten in den Mahlzeiten gesund kombinieren. Wir sind biologisch daran angepasst, es dem Körper mit der Verdauung der Nahrung einfach zu machen, wie auch mit ihrer gesunden Verwertung im Stoffwechsel. Und dazu gehört auch das passende Kombinieren, die clevere Zusammenstellung, mit der wir das Ganze überhaupt erst mögen. Wie gesund oder ungesund eine Zutat, ein Nahrungsbestandteil ist, das liegt nicht nur in ihm selbst, sondern auch in seiner Kombination mit anderen Nahrungsmitteln.

Das Lebenselement Wasser wird zur Gesundheitsbelastung, wenn es ohne die normalerweise enthaltenen Mineralien getrunken wird. Die so lebensnotwendige Glucose wird zum Gesundheitsproblem, wenn sie (fast) allein angeliefert wird. Salz allein ist ungenießbar.

Der Ansatz mit den Carbs sollte sein: Erst werden die Carbs beim Kochen freigesetzt, Struktur und Links aufgesprengt. Dann bekommt die so begehrte Energie noch Begleiter mit auf ihrem Weg in den Organismus, die die Aufnahme der Glucose verlangsamen, aber nicht unterbinden, wie auch weitere Begleiter, die eine gesunde Verwertung, eine belebende Verbrennung der Energie in den Zellen fördern.

# NACHWORT

Auch eine Mahlzeit ist mehr als die Summe ihrer Bestandteile. In der Zubereitung und Zusammenstellung entsteht eine neue Wirkung auf unseren Organismus. Längst sind wir biologisch vom Kochhandwerk abhängig geworden, das solch ein neues Ganzes schafft. Dabei geht es um mehr, als mit Feuer und Wasser die Links von Kohlenhydraten mürbe zu machen. Aber damit fängt es an.

Wir gehen heute leichtfertig und nachlässig mit diesem Doppelgeschenk der Götter um. Oder, um es wissenschaftlicher auszudrücken: Wir haben den Pfad der gemeinsamen Koevolution verlassen. Zucht, Verarbeitung und Zubereitung von Getreide stimmen nicht mehr. Auch andere Carbs, die Unmengen raffinierter Zucker allemal, passen nicht mehr zu unserer Biologie – und wir wundern uns, dass es uns dabei nicht gut ergeht.

Viel von diesem bisher wenig beachteten Weltkulturerbe, das in allen Teilen der Welt über Generationen entwickelt und verfeinert wurde, ist vergessen, so manches wohl bereits für immer verschwunden.

Wir sind da auch von den Idealen der Wissenschaft in die Falle gelockt worden, mit denen sie in so vielen anderen Bereichen, aber auch in Ernährungswissenschaft und Medizin so erfolgreich war. Es werden die Einzelstoffe und ihre Wirkung betrachtet und die Kalorien zusammengezählt, wobei leider das Gehirn mit seinem Sonderbedarf ausgeklammert blieb. Auch dadurch wurde das Thema Zubereitung zur Nebensache, wenn sie überhaupt noch beachtet wurde. Zentrale Aspekte ihrer Gesundheitswirkung wurden erst später entdeckt – selbst diese Erkenntnisse werden auch heute noch ignoriert.

Das Ideal der Objektivität klammert die biologische Intelligenz des Essenden aus. Schließlich ist schwer zu messen, wie man sich beim oder nach dem Essen fühlt. Und Geschmack wurde zur Geschmackssache degradiert, ohne tieferen Biosinn, der nunmehr mit Tausenden von Aromen und Zucker manipuliert werden darf.

Doch es wäre falsch, die Ernährungswissenschaft zu verdammen. Schließlich verdanken wir ihr auch viel, nicht nur ein viel feineres Verständnis von Nahrung und ihrer Wirkung auf biologische Prozesse. Sie hat vielen Mangelerkrankungen ein Ende bereitet, die in der Vergangenheit so viele Menschenleben gefordert haben, wie etwa die Seefahrerkrankheit Skorbut mit Vitamin C. Sie hat auch das Risiko, sich beim Essen mit lebensbedrohlichen Keimen zu infizieren, praktisch auf null gesenkt.

Auch die Bestrebungen der Agrar- und Lebensmittelindustrie, höhere Erträge zu erzielen, Nahrungsmittel günstiger und schneller in der Zubereitung zu machen, ist für sich betrachtet noch nicht zu kritisieren. Wir haben die Angebote auch gerne angenommen.

Doch wie dieses Buch gezeigt hat, ist es erforderlich, das alte Wissen noch viel tiefer zu ergründen und wieder aufzunehmen, der Essensbereitung wieder mehr Zeit und Wert einzuräumen. Für gesunde Carbs müssen wir zum Getreidestampfen, zum Backen von Sauerteigbrot und zu einem verbesserten Stärkeaufschluss in der Küche zurückkehren. Das darf gerne mit Maschinenhilfe erfolgen, aber in der erforderlichen Sorgfalt.

Die Errungenschaften der Moderne haben zum Verwerfen des traditionellen Wissens und auch oft der eigenen Wahrnehmung geführt. Nun ist es an der Zeit, diese zusammenzuführen, statt sie gegeneinanderzustellen. Das Gute aus den so unterschiedlichen Welten zu nehmen und zu einem Besseren zusammenzuführen.

Dann bekommen wir wieder, was wir wirklich brauchen – und was uns die Carbs über so lange Zeit treu gegeben haben. Dann ist das gemeinsame Brechen von Brot wieder das, was es sein sollte. Es verbindet uns wieder stimmig mit dem Kern unseres biologischen Seins wie auch mit unseren Mitmenschen.

# QUELLEN

Aune D, et al. (2016). Whole grain consumption and risk of cardiovascular disease, cancer, and all cause and cause specific mortality: systematic review and dose-response meta-analysis of prospective studies. BMJ;353:i2716.

Bean CG, et al. (2015) Differential associations of job control components with both waist circumference and body mass index. Soc Sci Med.;143:1-8.

Breslin PAS, et al. (2021). Evidence that human oral glucose detection involves a sweet taste pathway and a glucose transporter pathway. PLoS One;16(10):e0256989.

Byman E, et al. (2021). Neuronal α-amylase is important for neuronal activity and glycogenolysis and reduces in presence of amyloid beta pathology. Aging Cell;20(8):e13433.

Byman E, et al. (2019). A Potential Role for α-Amylase in Amyloid-β-Induced Astrocytic Glycogenolysis and Activation. J Alzheimers Dis.;68(1):205-217.

Chiavaroli L, et al. (2018). Effect of pasta in the context of low-glycaemic index dietary patterns on body weight and markers of adiposity: a systematic review and meta-analysis of randomised controlled trials in adults. BMJ;8(3):e019438.

Curry A (2021). How ancient people fell in love with bread, beer and other carbs. Nature;594(7864):488-491.

Fellows Yates JA, et al. (2021). The evolution and changing ecology of the African hominid oral microbiome. Proc Natl Acad Sci;118(20):e2021655118.

Hardy K, et al. (2015). The Importance of Dietary Carbohydrate in Human Evolution. Q Rev Biol.;90(3):251-68.

Hitze B, et al. (2010). How the selfish brain organizes its supply and demand. Front Neuroenergetics;2:7.

Ho KJ, et al. (1972). Alaskan Arctic Eskimo: responses to a customary high fat diet. Am J Clin Nutr.;25(8):737-45.

Ianiro G, et al. (2019). A Durum Wheat Variety-Based Product Is Effective in Reducing Symptoms in Patients with Non-Celiac Gluten Sensitivity: A Double-Blind Randomized Cross-Over Trial. Nutrients.;11(4):712.

Jo D, et al. (2021). The Cerebral Effect of Ammonia in Brain Aging: Blood-Brain Barrier Breakdown, Mitochondrial Dysfunction, and Neuroinflammation. J Clin Med.;10(13):2773.

Keinan O, et al. (2021). Glycogen metabolism links glucose homeostasis to thermogenesis in adipocytes. Nature;599(7884):296-301.

Kunutsor SK, Voutilainen A, Laukkanen JA (2020). Handgrip strength improves prediction of type 2 diabetes: a prospective cohort study. Ann Med.;52(8):471-478.

Larbey, C., et al. (2020). Early humans recipe for processing plants foods at Blombos Cave, South Africa (85-82 ka). Research Square.

Laudan, Rachel. (2015) Cuisine and Empire: Cooking in World History. Verlag: University of California Press.

Lee-Thorp J, et al. (2012). Isotopic evidence for an early shift to $C_4$ resources by Pliocene hominins in Chad. Proc Natl Acad Sci U S A;109(50):20369-72.

León-Mimila P, et al. (2018). Low Salivary Amylase Gene (AMY1) Copy Number Is Associated with Obesity and Gut Prevotella Abundance in Mexican Children and Adults. Nutrients. 10(11):1607.

Lillioja S, et al. (2013). Whole grains, type 2 diabetes, coronary heart disease, and hypertension: links to the aleurone preferred over indigestible fiber. Biofactors;39(3):242-58.

Mazidi M, et al. (2019). Lower carbohydrate diets and all-cause and cause-specific mortality: a population-based cohort study and pooling of prospective studies. Eur Heart J.;40(34):2870-2879.

Pajic P, et al. (2019). Independent amylase gene copy number bursts correlate with dietary preferences in mammals. Elife;8:e44628.

Pelletier X, Laure-Boussuge S, Donazzolo Y (2001). Hydrogen excretion upon ingestion of dairy products in lactose-intolerant male subjects: importance of the live flora. Eur J Clin Nutr.;55(6):509-12.

Salazar-García DC, et al. (2021). Dietary evidence from Central Asian Neanderthals: A combined isotope and plant microremains approach at Chagyrskaya Cave (Altai, Russia). J Hum Evol.;156:102985.

Seidelmann SB, et al. (2018). Dietary carbohydrate intake and mortality: a prospective cohort study and meta-analysis. Lancet Public Health;3(9):e419-e428.

Wadley L, et al. (2020). Cooked starchy rhizomes in Africa 170 thousand years ago. Science;367(6473):87-91.

Wang XT (2018). Resource Signaling via Blood Glucose in Embodied Decision Making. Front Psychol.;9:1965.

Wrangham, R. (2017). Control of fire in the Paleolithic: evaluating the cooking hypothesis. Current Anthropology;58(S16):S303-S313.

Wyatt P, et al. (2021). Postprandial glycaemic dips predict appetite and energy intake in healthy individuals. Nat Metab.;3(4):523-529.

# BÜCHER UND LINKS

## Bücher aus dem GRÄFE UND UNZER VERLAG, München

Brenneis, Siegfried: So einfach geht Sauerteig.

de Vries, Antje/Preißer, Anne-Cathrine: Fermentieren.

Heepen, Günther H.: Chaos im Darm.

Schaenzler, Dr. Nicole/Bieger, Dr. med. Wilfried: Der große GU Kompass – Laborwerte.

Schaenzler, Dr. Nicole/Breitenberger, Markus: Autoimmunerkrankungen.

Schaenzler, Dr. Nicole: Leber & Galle entgiften und natürlich stärken.

Schaenzler, Dr. Nicole: Risiko Bauchfett.

Willand, Golo: Dickmacher Maststoffe.

Willand, Golo: Rezepte für einen Schlankmacher-Stoffwechsel.

## Bücher aus anderen Verlagen

Davidis, Henriette: Praktisches Kochbuch für die gewöhnliche und feinere Küche. (manuscriptum)

Fasano, Alessio: Die ganze Wahrheit über Gluten. (südwest)

Hardy, Karen/Kubiak Martens, Lucy: Wild Harvest. (Oxbow Books)

Hasler, Gregor: Die Darm-Hirn-Connection. (Klett-Cotta)

Marchant, John/Reuben, Bryan/Alcock, Joan: Bread: A Slice of History. (The History Press)

Peters, Achim: Das egoistische Gehirn. (Ullstein)

Pollan, Michael: Kochen: Eine Naturgeschichte der Transformation. (Kunstmann)

Pollan, Michael: Das Omnivoren-Dilemma. (Kunstmann)

Taubes, Gary: Der süße Tod. (Riva)

Van Esterik, Penny: Food Culture in Southeast Asia. (ABC-CLIO)

Wrangham, Richard/Rennert, Udo: Feuer fangen. (Deutsche Verlags-Anstalt)

## Adressen, die weiterhelfen

Deutsche Gesellschaft für Ernährung e.V. (DGE)
www.dge.de

Österreichische Gesellschaft für Ernährung (ÖGE)
www.oege.at

Schweizerische Gesellschaft für Ernährung (SGE)
www.ssn.ch

## Interessante Links

Für Neugierige: Den Begriff »Dheki« in eine Suchmaschine oder auf Youtube eingeben. Dheki heißen die fußgetriebenen Stampfen für das Entfernen der Kleieschicht vom Reis in Bangladesch.

Im Jagdmuseum und Landwirtschaftsmuseum auf Schloss Stainz in Österreich kann man das Anni-Gamerith-Archiv besichtigen, in dem die Naturforscherin zahlreiche Feldforschungen zum Thema Ernährung zusammengetragen hat. Dort findet man unter anderem auch die Aufzeichnungen aus den Bergregionen, die in diesem Buch eine Rolle spielen.

Im Internet finden sich unter https://www.museum-joanneum.at/jagdmuseum-landwirtschaftsmuseum/landwirtschaft/sammlung weitere Informationen sowie eine Bildergalerie, unter anderem mit altertümlichen Geräten zur Nahrungsverarbeitung.

Auf der Webseite des österreichischen Volkskundemuseums kann man außerdem einen Artikel von Anni Gamerith (ab S. 97) einsehen: https://www.volkskundemuseum.at/publikationen/publikation?publikation_id=1524345941749#3

Zitat daraus: »Wenn ein Städter sagt, er koche »Hirse«, so würde hier jeder Bauer, Müller oder Kaufmann lachen. Hirse, die unenthülste Frucht, ist nur ein Hühnerfutter!«

Zum Volk der Hazda, die sich nachweislich zu etwa 80 Prozent durch Knollen, Wurzeln, Beeren und Honig ernähren, gibt es auf der Webseite von Deutschlandfunk Kultur einen interessanten Bericht: https://www.deutschlandfunk.de/das-volk-der-jaeger-und-sammler-100.html.

Ein interessanter Artikel der Wissenschaftszeitschrift *Spektrum* gibt mehr Hintergrundinformationen zu den historischen Funden des Göbekli Tepe, die beweisen, dass schon Jäger- und Sammlervölker im großen Stil kohlenhydratreiche Nahrung hergestellt und konsumiert haben. Zu finden online unter https://www.spektrum.de/news/palaeodiaet-brot-brei-und-bier-vor-dem-ackerbau/1909111.

# SACHREGISTER

# MEHR ENERGIE,
# MEHR WOHLBEFINDEN!

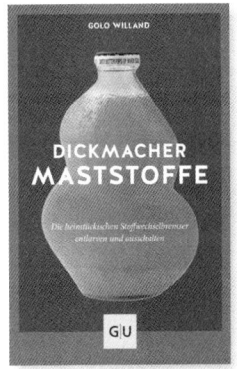

ISBN 978-3-8338-7285-3

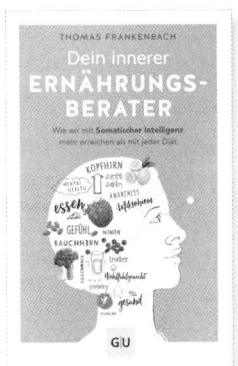

ISBN 978-3-8338-7569-4

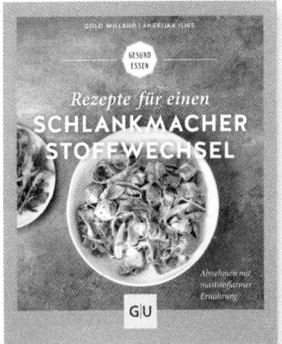

ISBN 978-3-8338-7771-1

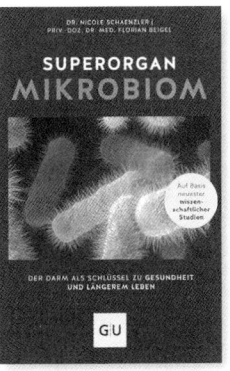

ISBN 978-3-8338-7363-8

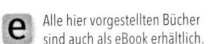
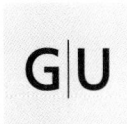

Mehr von GU auf **www.gu.de** und **f** **facebook.com/gu.verlag**

# IMPRESSUM

© 2022 GRÄFE UND UNZER VERLAG GmbH, Postfach 860366, 81630 München

**GRÄFE UND UNZER**

Gräfe und Unzer ist eine eingetragene Marke der GRÄFE UND UNZER VERLAG GmbH, www.gu.de

ISBN 978-3-8338-8178-7

1. Auflage 2022

Projektleitung: Nadine Widl

Lektorat: Martin Kulik

Bildredaktion: Simone Hoffmann

Umschlaggestaltung:
Sabine Krohberger, ki36, München

Layout: independent Medien-Design, München

Herstellung: Petra Roth

Satz: griesbeckdesign, Dorothee Griesbeck

Reproduktion: Medienprinzen GmbH, München

Druck und Bindung:
Livonia Print, SIA

## Bildnachweis

Adobe Stock (Cover), Himmelreich Fotografie (Autorenporträt)

Syndication: www.seasons.agency

## Umwelthinweis

Nachhaltigkeit ist uns sehr wichtig. Der Rohstoff Papier ist in der Buchproduktion hierfür von entscheidender Bedeutung. Daher ist dieses Buch auf PEFC-zertifiziertem Papier gedruckt. PEFC garantiert, dass ökologische, soziale und ökonomische Aspekte in der Verarbeitungskette unabhängig überwacht werden und lückenlos nachvollziehbar sind.

Die GU-Homepage finden Sie unter www.gu.de

## Wichtiger Hinweis

Die Gedanken, Methoden und Anregungen in diesem Buch stellen die Meinung bzw. Erfahrung des Verfassers dar. Sie wurden vom Autor nach bestem Wissen erstellt und mit größtmöglicher Sorgfalt geprüft. Sie bieten jedoch keinen Ersatz für persönlichen kompetenten medizinischen Rat. Jede Leserin, jeder Leser ist für das eigene Tun und Lassen auch weiterhin selbst verantwortlich. Weder Autor noch Verlag können für eventuelle Nachteile oder Schäden, die aus den im Buch gegebenen praktischen Hinweisen resultieren, eine Haftung übernehmen.

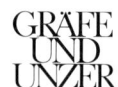

GRÄFE UND UNZER

*Ein Unternehmen der*
GANSKE VERLAGSGRUPPE